FORSCHUNGSBERICHTE DES LANDES NORDRHEIN-WESTFALEN

Nr. 1900

Herausgegeben im Auftrage des Ministerpräsidenten Heinz Kühn
von Staatssekretär Professor Dr. h. c. Dr. E. h. Leo Brandt

DK 612.745.1

Professor Dr.-Ing. Walter Rohmert
Professor Dr. med. Erich A. Müller

*Max-Planck-Institut für Arbeitsphysiologie, Dortmund und
Institut für Arbeitswissenschaft der Technischen Hochschule, Darmstadt*

Wirkung von Muskelruhelänge und Trainingsart
auf Kraftverlauf und Grenzkraft
bei isometrischem Training

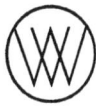

Springer Fachmedien Wiesbaden GmbH

ISBN 978-3-663-06701-6　　ISBN 978-3-663-07614-8 (eBook)
DOI 10.1007/978-3-663-07614-8

Verlags-Nr. 011900

© 1967 by Springer Fachmedien Wiesbaden
Ursprünglich erschienen bei Westdeutscher Verlag, Köln und Opladen 1967

Inhalt

1. Einleitung 5
2. Methodik 6
   2.1 Trainingsart 6
   2.2 Untersuchte Muskelgruppen und Ruhelängen 7
   2.3 Meßeinrichtungen zur Bestimmung der im Training erreichten Muskelkräfte   9
   2.4 Versuchsplan 11
   2.5 Auswertung der Trainingswirkung 12
3. Ergebnisse 13
   3.1 Überblick über Versuchspersonen und Umfang der Untersuchungen 13
   3.2 Wirkung des Trainings bei einer Ruhelänge auf die Grenzkraft bei anderen Ruhelängen 17
   3.3 Abnahme der Momentangeschwindigkeit der Kraftzunahme im Verlauf des Trainings 24
   3.4 Wirkungen der Veränderung der Trainingsart auf die Grenzkraft 26
   3.5 Wirkungen der Veränderung der Trainingsart auf die Geschwindigkeit der Kraftzunahme 27
4. Diskussion 29
   4.1 Einfluß der Ruhelänge des Muskels 29
   4.2 Einfluß der Trainingsarten 30
   4.3 Wechselwirkung von Ruhelänge und Trainingsart 31
   4.4 Geschlechts- und muskelspezifische Einflüsse 31
5. Zusammenfassung 32
6. Literaturverzeichnis 33

1. Einleitung

Bei jeder Trainingsart mit progressiven isometrischen Kontraktionen, d. h. bei Kontraktionen, deren Kraft in einem konstanten Verhältnis zur wachsenden Maximalkraft bleibt, eventuell Kontraktionen mit der Maximalkraft selbst (progressives Training, DE LORME und WATKINS), nimmt die Maximalkraft von Woche zu Woche langsamer zu (KIRSTEN, MÜLLER und ROHMERT, ROHMERT und NEUHAUS, ROHMERT und PREISING). Die Zunahme der Kraft hört auf, wenn eine individuell verschiedene Grenzkraft, von MÜLLER und ROHMERT ursprünglich als Endkraft oder strength limit bezeichnet, erreicht ist, die für verschiedene Muskeln und Trainingsarten verschieden groß ist. Nur die Kraftzunahme von Muskeln in bezug auf diese Grenzkraft ist als Maß des Erfolges einer Trainingsart von Bedeutung, nicht dagegen die Angabe der Kraftzunahme relativ zu irgendeiner zufälligen Ausgangskraft.

Während die quantitative Beurteilung des Trainingserfolges in allen bisherigen Veröffentlichungen sich allein auf die sogenannte Trainierbarkeit stützte, die der Zunahmegeschwindigkeit der Muskelkraft, bezogen auf die Ausgangskraft, entsprach, wurde die physiologisch und praktisch wichtige Frage, bis zu welcher Höhe das Wachstum der Muskelkraft führen kann, vernachlässigt. Die Grenzkraft gibt diese fehlende Information, bezogen auf die jeweilige Trainingsart und bezogen auf das angeborene Wachstumspotential des Muskels. Jedes Studium der Trainierbarkeit und ihrer Beeinflussung durch Variable sollte daher bis zur Grenzkraft durchgeführt werden.

MÜLLER und ROHMERT wiesen nach, daß der Verlauf der Kraftzunahme bei progressivem Training mit konstanter Trainingsart unabhängig von Muskelgruppe, Alter und Geschlecht gleichbleibend ist. Nach ROHMERT und NEUHAUS verändern dagegen verschiedene Ruhelängen des Muskels, die sich bei verschiedener Gelenkstellung ergeben, die Verlaufskurve wesentlich. Die Kraft nimmt signifikant schneller zu, wenn dieselbe Muskelgruppe in einer Gelenkstellung mit kleiner statt großer Ruhelänge trainiert wird. In der vorliegenden Arbeit gingen wir diesem Befund weiter nach.

Vor allem schien uns die Beantwortung der Frage wichtig, wie die Kraftzunahme durch Training bei kurzer Ruhelänge des Muskels die gleichzeitige Kraftzunahme bei mittlerer und langer Ruhelänge beeinflußt. Es interessierte umgekehrt, ob man nach Erreichen der Grenzkraft durch Training bei der kurzen Ruhelänge mit weiterem Training bei mittlerer oder langer Ruhelänge die Grenzkraft in der kurzen Ruhelänge erhöhen kann. Die gleichen Fragen stellten sich für den Trainingsbeginn bei langer Ruhelänge. Dabei interessierte neben der Höhe der Grenzkraft auch der zeitliche Verlauf der Kraftzunahme.

Neben der Prüfung der Bedeutung, welche der Ruhelänge des Muskels bei der Trainingswirkung und der Kraftmessung zukommt, führten wir die mit unserer früheren Veröffentlichung begonnene Untersuchung der relativen Wirkung unterschiedlicher Trainingsarten auf die Geschwindigkeit der Kraftzunahme und die Höhe der Grenzkraft fort.

Zusammengefaßt bearbeiteten wir (1964/65) folgende Fragen:

1. Einfluß der Ruhelänge des Muskels

    1.1 Wie verändern sich die bei den drei verschiedenen Ruhelängen kontrollierten Muskelkräfte, wenn nacheinander

a) bei kurzer Ruhelänge,
b) bei mittlerer Ruhelänge,
c) bei langer Ruhelänge

oder in umgekehrter Reihenfolge bis zur jeweiligen Grenzkraft mit einer täglichen Maximalkontraktion von 1 sec Dauer trainiert wird?

1.2 Wie verändert sich die Geschwindigkeit der Kraftzunahme, wenn nacheinander bis zur jeweiligen Grenzkraft
a) bei kurzer Ruhelänge,
b) bei mittlerer Ruhelänge,
c) bei langer Ruhelänge

oder in umgekehrter Reihenfolge mit einer täglichen Maximalkontraktion von 1 sec Dauer trainiert wird?

2. Einfluß der Trainingsart

2.1 Läßt sich nach aufeinanderfolgendem Training bis zur Grenzkraft in den drei Ruhelängen mit einer täglichen Maximalkontraktion von 1 sec Dauer

2.1.1 durch fortgesetztes Training mit einer täglichen Maximalkontraktion von 6 sec Dauer bei mittlerer Ruhelänge die Grenzkraft in der mittleren Ruhelänge erhöhen? ...

2.1.2 durch anschließendes Training mit fünf täglichen Maximalkontraktionen von 6 sec Dauer bei mittlerer Länge die bei 2.1.1 ermittelte Grenzkraft weiter erhöhen?

2.2 Wie verhalten sich die Geschwindigkeiten der Kraftzunahme bei den drei Trainingsarten?

3. Einfluß geschlechtsspezifischer Unterschiede

4. Einfluß muskelspezifischer Unterschiede

2. Methodik

In fünf zeitlich aufeinanderfolgenden Versuchsabschnitten wurden vier verschiedene Muskelgruppen bei drei verschiedenen Ruhelängen der Muskeln mit drei verschiedenen Trainingsarten trainiert.

2.1 Trainingsart

Trainingskraft: maximale isometrische Muskelkontraktionen

Kontraktionsdauer: bei Trainingsart I = 1 sec
bei Trainingsart II und VI = 6 sec
(entsprechend maximale Kontraktionszeit von Maximalkontraktionen)

Trainingshäufigkeit: bei Trainingsart I und VI eine Kontraktion pro Tag
bei Trainingsart II fünf Kontraktionen pro Tag
an fünf Wochentagen (Montag bis Freitag)

(Die römischen Ziffern entsprechen den von MÜLLER und ROHMERT gebrauchten Abkürzungen.)

Die Versuche fanden in der Zeit von Anfang September bis Ende Juni statt.

2.2 Untersuchte Muskelgruppen und Ruhelängen

Trainiert wurden vier Muskelgruppen jedes Armes:

Armbeuger um Ellenbogengelenk, Kraftausübung an einem zur Unterarmlängsachse senkrecht stehendem Handgriff (30 mm ⌀)
Arm- und Körperhaltung wie in Abb. 1

Armstrecker in Stellung wie Armbeuger

Pronatoren um Unterarmlängsachse bei rechtwinklig gebeugtem Ellenbogengelenk, Unterarm sagittal nach vorn gestreckt
Kraftausübung an einem Handgriff (30 mm ⌀) (Abb. 2)

Supinatoren um Unterarmlängsachse in Stellung wie Pronatoren.

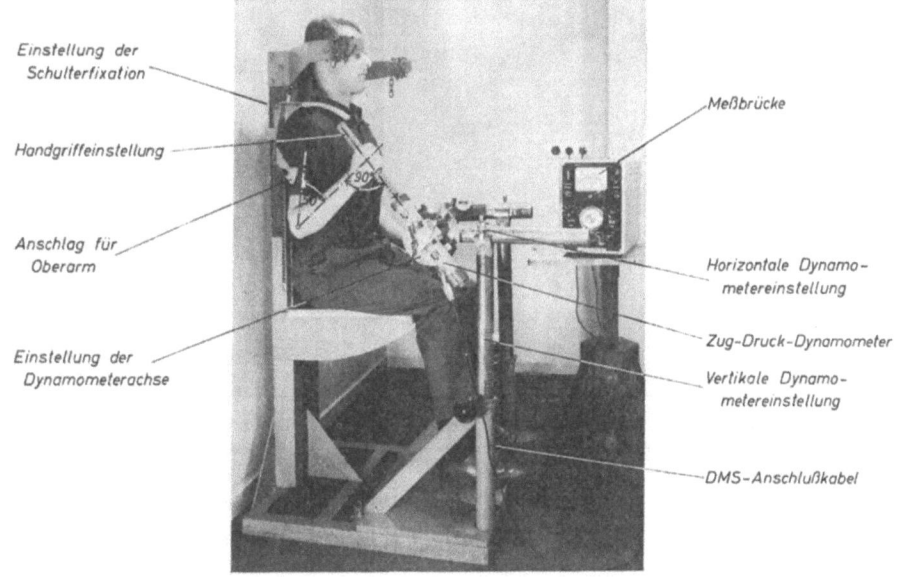

nach W. Rohmert

Abb. 1 Versuchsanordnung zur Messung von Armbeuge- und Armstreckkräften bei verschiedenen Beugewinkeln im Ellenbogengelenk

Tab. 1 bietet eine Übersicht der untersuchten Muskelgruppen und Gelenkstellungen und kennzeichnet die entsprechende relative Ruhelänge der Muskeln.

Abb. 3 skizziert die Gelenkstellungen bei der Messung der Armbeuge- und Armstreckkräfte. Die untersuchten Gelenkstellungen betrugen 50°, 90° und 140°. Die entsprechende Ruhelänge der Armbeuger wurde bei 50° als kurz, bei 90° als mittel und bei 140° als lang, die Ruhelänge der Armstrecker bei 50° als lang, bei 90° als mittel und bei 140° als kurz bezeichnet.

In Abb. 4 sind die drei bei den Torsionskräften untersuchten Handstellungen $+60°$, $0°$ und $-60°$ eingezeichnet. Die drei verschiedenen Handstellungen wurden in der Weise erreicht, daß der Unterarm um seine waagerecht nach vorn gestreckte Achse von einer Nullstellung der Hand bei nach oben zeigendem Daumen jeweils um 60° in Pronations- bzw. Supinationsrichtung gedreht wurde. Diese Handstellungen entsprechen den in der Skizze mit 0°, $+60°$ und $-60°$ angegebenen Dynamometer-Handgriffstellungen. Die

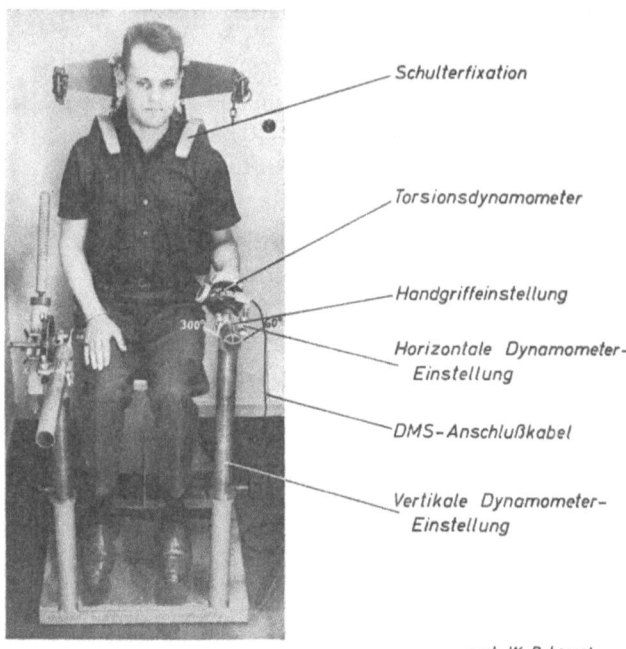

nach W. Rohmert

Abb. 2 Versuchsanordnung zur Messung von Torsionskräften bei verschiedenen Handstellungen

Tab. 1 Untersuchte Muskelgruppen, Gelenkstellungen und Muskellängen

Muskelgruppe	Gelenkstellung	Ruhelänge des Muskels
Armbeuger	50°	kurz
	90°	mittel
	140°	lang
Armstrecker	50°	lang
	90°	mittel
	140°	kurz
Pronatoren	+ 60°	kurz
	0°	mittel
	− 60°	lang
Supinatoren	+ 60°	lang
	0°	mittel
	− 60°	kurz

entsprechende Ruhelänge der Pronatoren wurde bei + 60° als kurz, bei 0° als Mittel und bei − 60° als lang, die Ruhelänge der Supinatoren bei + 60° als lang, bei 0° als mittel und bei − 60° als kurz bezeichnet.

Um den Einfluß der Muskellänge auf das Training zu untersuchen, wurde ein möglichst großer Unterschied der Muskellängen vorgegeben. Zu diesem Zweck wurden die Winkel jeweils so gewählt, daß sich die Gelenke nahezu in der Ausgangs- oder Endstellung ihres aktiven Drehbereiches befanden.

In den untersuchten Gelenkstellungen sind bei jeder Kontraktion mehrere Muskeln beteiligt. Zu der Gruppe der Armbeuger um das Ellenbogengelenk gehören als wesent-

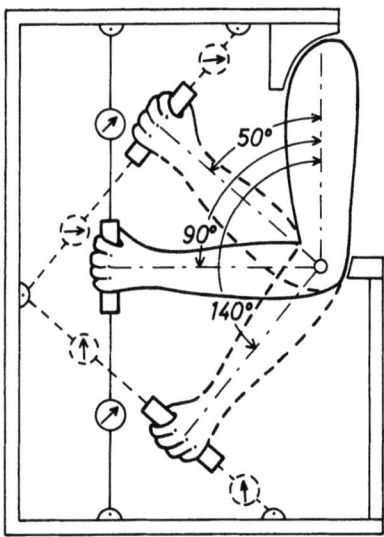

Abb. 3 Gelenkstellungen beim Training der Armbeuge- und Armstreckkräfte

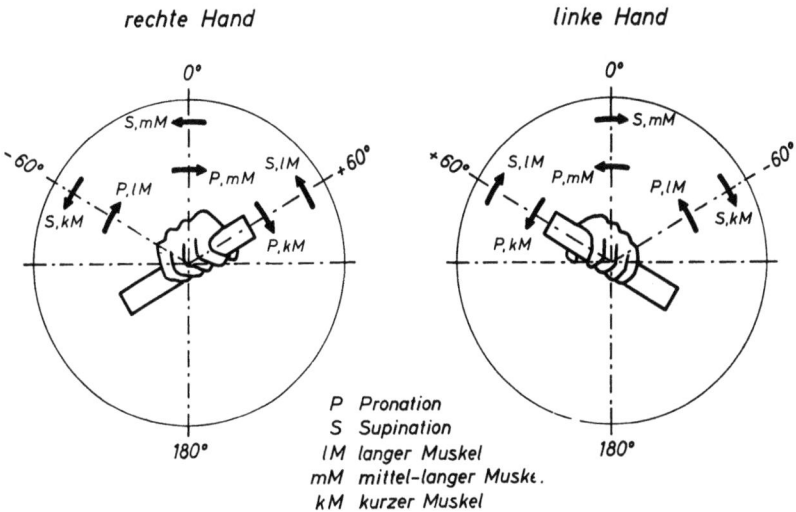

Abb. 4 Handstellungen beim Training der Pronations- und Supinationskräfte

lichste Muskeln der M. biceps brachii, der M. brachialis und M. brachioradialis. Die wichtigsten an der Armstreckung beteiligten Muskeln sind der M. triceps brachii und der M. anconaeus; bei der Supination sind es der M. biceps brachii und der M. supinator, während zu der Gruppe der Pronatoren der M. pronator teres und der M. pronator quadratus zählen.

2.3 Meßeinrichtungen zur Bestimmung der im Training erreichten Muskelkräfte

Zur Kraftmessung verwendeten wir das Dehnungsmeßstreifenverfahren. Die entsprechenden Dynamometer wurden bereits früher von ROHMERT (1960) und ROHMERT und NEUHAUS (1964) beschrieben. Die Abb. 5 und 6 zeigen die beiden Dynamometer, die Abb. 1 und 2 die gesamte Meßanordnung.

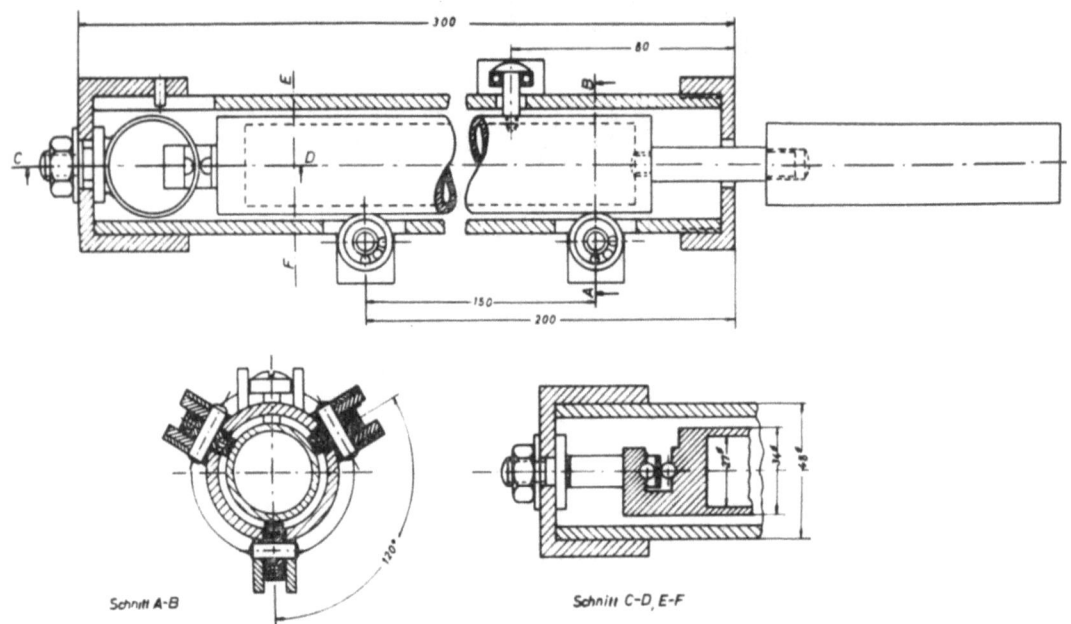

Abb. 5 Schnittdarstellung eines Zug- und Druckdynamometers nach dem Dehnungsmeßstreifenprinzip

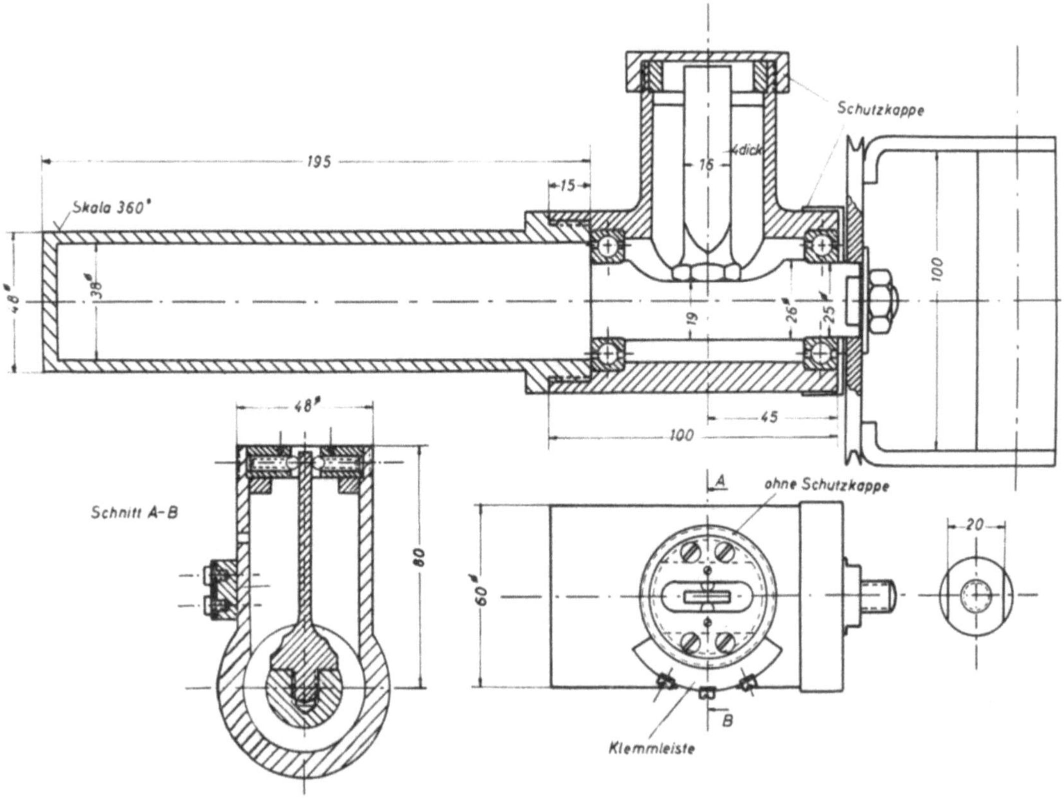

Abb. 6 Schnittzeichnung eines Torsionsdynamometers nach dem Dehnungsmeßstreifenprinzip

2.4 Versuchsplan

Der Versuchsplan war so aufgebaut, daß fünf Versuchsabschnitte sich zeitlich aneinanderreihten, in denen die Trainingsart und die Ruhelänge der Muskeln variiert wurden. In jedem Versuchsabschnitt wurde jede der vier Muskelgruppen jeder Versuchsperson so lange trainiert, bis sich eine über $2,3 \pm 0,9$ Wochen konstante Grenzkraft einstellte. In den drei ersten Versuchsabschnitten folgten bei Trainingsart I (eine tägliche Maximalkontraktion von 1 sec Dauer) einander die Ruhelängen kurz, mittel, lang oder in umgekehrter Reihenfolge lang, mittel, kurz. Beim Übergang zum vierten Versuchsabschnitt wurde die Trainingsart VI (eine tägliche Maximalkontraktion von 6 sec Dauer) bei mittlerer Muskellänge eingehalten. Mit Beginn des fünften Versuchsabschnittes wurde bei unveränderter mittlerer Muskellänge auf Trainingsart II (fünf tägliche Maximalkontraktionen von je 6 sec Dauer) umgestellt.

Die 17 Versuchspersonen wurden in zwei Gruppen eingeteilt:

Gruppe a bestand aus 6 Männern und 3 Frauen,
Gruppe b aus 5 Männern und 3 Frauen.

Man sieht in Tab. 2, daß bei der Armbeugung in Gruppe a der rechte Arm mit kurzer, der linke Arm mit langer Ruhelänge das Training beginnt, in Gruppe b der rechte Arm

Tab. 2 Versuchsplan

Abschnitte in zeitlicher Folge	Trainingsart	Muskelfunktion	Ruhelänge des Muskels			
			Gruppe a		Gruppe b	
			rechter Arm	linker Arm	rechter Arm	linker Arm
1.	I	Armbeugung	kurz	lang	lang	kurz
		Armstreckung	lang	kurz	kurz	lang
		Pronation	kurz	kurz	lang	lang
		Supination	lang	lang	kurz	kurz
2.	I	Armbeugung	mittel	mittel	mittel	mittel
		Armstreckung	mittel	mittel	mittel	mittel
		Pronation	mittel	mittel	mittel	mittel
		Supination	mittel	mittel	mittel	mittel
3.	I	Armbeugung	lang	kurz	kurz	lang
		Armstreckung	kurz	lang	lang	kurz
		Pronation	lang	lang	kurz	kurz
		Supination	kurz	kurz	lang	lang
4.	VI	Armbeugung	mittel	mittel	mittel	mittel
		Armstreckung	mittel	mittel	mittel	mittel
		Pronation	mittel	mittel	mittel	mittel
		Supination	mittel	mittel	mittel	mittel
5.	II	Armbeugung	mittel	mittel	mittel	mittel
		Armstreckung	mittel	mittel	mittel	mittel
		Pronation	mittel	mittel	mittel	mittel
		Supination	mittel	mittel	mittel	mittel

Trainingsart I: eine tägliche Maximalkontraktion von 1 sec Dauer
Trainingsart II: fünf tägliche Maximalkontraktionen von 6 sec Dauer
Trainingsart VI: eine tägliche Maximalkontraktion von 6 sec Dauer

mit langer, der linke Arm mit kurzer Ruhelänge einsetzt. Bei den Armstreckern ist es umgekehrt. Bei den Pronatoren beginnen in Gruppe a beide Arme mit kurzen Muskeln, in Gruppe b dagegen mit langen. Bei den Supinatoren ist es wieder umgekehrt. Dadurch wird erreicht, daß sowohl ein eventueller Einfluß der Extremitätenseite als auch der Muskelgruppe auf das Training mit verschiedener Muskellänge erkennbar ist.

Vor Beginn des Trainings und nachfolgend alle 14 Tage wurden die Maximalkräfte der beiden jeweils nicht trainierten Muskellängen kontrolliert. Durch die 14tägigen Abstände der Kontrollmessungen ist gesichert, daß eventuelle Änderungen der Muskelkraft nicht eine Trainingswirkung der Kontrollkontraktionen (MÜLLER und HETTINGER), sondern der in anderen Ruhelängen ausgeführten Kontraktionen sein muß.

2.5 Auswertung der Trainingswirkung

Wie MÜLLER und ROHMERT zeigen konnten, ist die zu Trainingsbeginn zufällig vorhandene Ausgangskraft keine Basis für die Bewertung von Trainingswirkungen. Dagegen ist nach den Befunden der Autoren die am Ende einer Trainingsreihe erreichte Grenzkraft eine gut reproduzierbare, konstante Größe, die bei gegebenen physiologischen Bedingungen einer Versuchsperson nur von der Stärke des Trainingsreizes (Trainingskraft, Kontraktionsdauer, Trainingshäufigkeit) abhängt. Die Auswertung unserer Trainingsreihen wurde daher nach dem Verfahren der genannten Autoren vorgenommen, die diese Grenzkraft (zunächst »Endkraft« oder »strength limit« genannt) als Bezugsmaß verwendeten.

Wir nennen demnach die Grenzkraft (P_G), die Ausgangskraft (P_A) und bezeichnen als Anfangsrelativkraft (P_R):

$$P_R = \frac{P_A}{P_G} \cdot 100\%$$

Die jedem kleinen Bereich (in unserer Auswertung $\Delta P_R = 5\%$) zwischen zwei Relativkräften P_{R_1} und P_{R_2} entsprechende momentane Geschwindigkeit der Kraftzunahme erhält man, wenn man die Differenz $\Delta P_R = P_{R_2} - P_{R_1}$ durch die im Experiment gemessene Zeit in Wochen dividiert, die für das Training von P_{R_1} auf P_{R_2} erforderlich war:

$$v = \frac{\Delta P_R}{\text{Anzahl Wochen}} \%/\text{Woche}$$

In Anbetracht der Bedeutung der Grenzkraft für die quantitative Beurteilung der Trainingswirkung muß der Frage der Bestimmung der Grenzkraft große Beachtung geschenkt werden.

Der Zeitpunkt des Erreichens der Grenzkraft bei derartigen Wachstumskurven, wie sie im Training gefunden werden, ist schwierig festzulegen. Bei dieser Schwierigkeit erscheint es notwendig, die Maximalkraft mindestens über einen längeren Zeitraum zu verfolgen und ihre Streuung dann mit der Streuung zahlreicher an einem Tag gemessener Maximalkräfte zu vergleichen. Im Durchschnitt kontrollierten wir am Ende jedes Versuchsabschnittes die Grenzkraft 2,3 ± 0,9 Wochen lang.

Zur Prüfung dieses Bestimmungsverfahrens verglichen wir in Abb. 7 die von uns bei der Grenzkraftbestimmung berechneten Standardabweichungen mit der von ROHMERT (1961) gefundenen Häufigkeitsverteilung der Standardabweichungen von Muskelkraftmessungen, die an zwölf verschiedenen Muskelgruppen der Arme und Beine sowie des Rumpfes an 51 Versuchspersonen durchgeführt wurden. Diese mittleren Standardab-

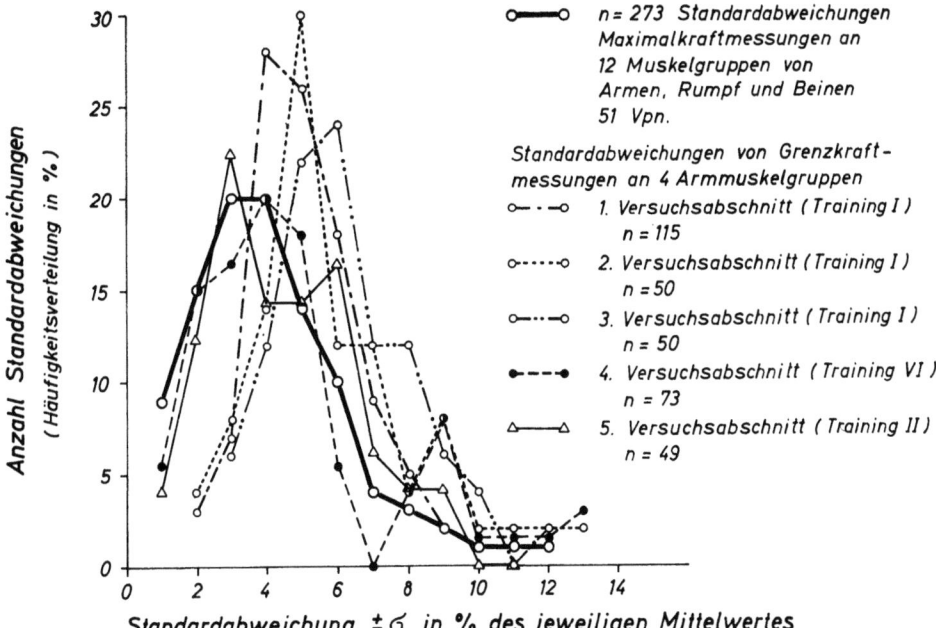

Abb. 7 Streuung von Maximalkraft- und Grenzkraftmessungen an verschiedenen Muskelgruppen und Versuchspersonen

weichungen sind nicht wesentlich verschieden von ± 4,0% und damit praktisch gleich den Standardabweichungen, die unter günstigsten Meßbedingungen im Laboratorium bei Wiederholung aller Messungen innerhalb weniger Minuten gefunden werden. Eine mittlere Standardabweichung von ± 4% erscheint gering, wenn man die vielen Fehlermöglichkeiten dynamometrischer Muskelkraftmessungen berücksichtigt. Diese Fehlermöglichkeiten sind außer in der physikalischen Meßmethode insbesondere in der psychischen Motivation und physiologischen Disposition des Menschen begründet. Ferner fällt in der Abb. 7 auf, daß die größten gefundenen Standardabweichungen von Grenzkräften mit ± 11–13% nicht größer sind als die größten unter günstigsten Meßbedingungen gefundenen Werte.

3. Ergebnisse

3.1 Überblick über Versuchspersonen und Umfang der Untersuchungen

In den fünf Versuchsabschnitten standen insgesamt 17 Versuchspersonen (11 Männer und 6 Frauen) zur Verfügung. Alle Versuchspersonen waren zu Beginn der Versuche ärztlich untersucht worden* und waren klinisch ohne Befund. Das Durchschnittsalter der Männer betrug 19,7 (16–33) Jahre, das der Frauen 19,4 (17–23) Jahre. Die durchschnittliche Körpergröße der Männer war 177,4 (169–190) cm, die der Frauen 170,5 (168–175) cm. Das durchschnittliche Körpergewicht der Männer betrug 72 (63–86) kp,

* Herrn Dr. med. W. SIEBER, Max-Planck-Institut für Arbeitsphysiologie Dortmund, sei an dieser Stelle für die Durchführung der ärztlichen Untersuchungen gedankt.

das der Frauen 63,9 (56–81) kp. Alle weiblichen Versuchspersonen waren von Beruf Laborantin. Fünf Männer arbeiteten ebenfalls im Laboratorium, vier waren Oberschüler, einer Steiger und einer Schlosserlehrling. Da im folgenden auch einzelne typische Verlaufskurven der trainierten Kraft bestimmter Versuchspersonen mitgeteilt werden, sind in Tab. 3 die anthropometrischen Daten der Versuchspersonen zusammengestellt.

Tab. 4 bietet einen Überblick über den Umfang und das Ergebnis aller fünf Versuchsabschnitte. Insgesamt wurden in den Versuchsabschnitten 1 und 2 je 135 Trainingsversuchsreihen durchgeführt, 133 im Abschnitt 3, 123 in 4 und 108 in 5. Die letzten 2 Spalten der Tabelle geben an, in wieviel Trainingsversuchsreihen die Grenzkraft bereits zu Trainingsbeginn erreicht war, so daß keine Kraftzunahme während der Versuchszeit gefunden wurde.

In Tab. 5 sind diese Zahlen auf die jeweilige Gesamtzahl aller durchgeführten Trainingsversuchsreihen bezogen worden. Die erste Spalte zeigt, daß im ersten Versuchsabschnitt nur 15% aller Trainingsversuchsreihen ohne meßbare Kraftzunahme blieben. Bei fortgesetztem Training in anderen Gelenkstellungen steigt dieser Prozentsatz auf etwa 60% an, ohne daß ein Unterschied darin zu finden wäre, ob mit kurzer oder mit langer Ruhelänge im Versuchsabschnitt 1 begonnen wurde, das gegenüber den ersten drei Versuchsabschnitten verstärkte Training im 4. Versuchsabschnitt senkt den Prozentsatz der Versuchsreihen ohne Kraftzunahme wieder auf 40%. Mit Ausnahme des letzten Versuchsabschnittes ist bei den Frauen der Prozentsatz der ohne Trainingserfolg verlaufenden Versuchsreihen größer als bei den Männern. Zwischen den einzelnen Muskelgruppen bestehen deutliche Unterschiede. Von den Versuchsreihen mit einem Training der Pronatoren zeigten die wenigsten keinen Kraftgewinn.

Die Versuchsreihen dauerten durchschnittlich $6,3 \pm 3,0$ Wochen. Davon entfielen am Ende jeder Versuchsreihe jeweils $2,3 \pm 0,9$ Wochen auf die Bestimmung und Kontrolle der Grenzkraft. Tab. 6 zeigt, daß die Grenzkraft in den zeitlich aufeinanderfolgenden Versuchsabschnitten immer rascher erreicht wurde.

Tab. 3 Überblick über die Versuchspersonen

Vp	Geschlecht	Alter Jahre	Körpergröße cm	Körpergewicht kp
Da	weiblich	23	169	56
Hau	weiblich	17	172	62
He	weiblich	21	175	61,5
Hen	weiblich	17	170	81
Kl	weiblich	19	169	64
Wie	weiblich	19	168	59
Bo	männlich	18	174,5	80
Fr	männlich	16	174	67,5
Hes	männlich	18	169	69,5
Hü	männlich	16	170,5	68,5
Hy	männlich	18	167	63
Li	männlich	17	178	63
Pä	männlich	17	184	72,5
R	männlich	33	180	77
Re	männlich	19	179	86
St	männlich	18	190	70,5
Wei	männlich	27	186	75

Tab. 4 Überblick über den Umfang und das Ergebnis der Versuche

Abschnitte in zeitlicher Folge	Trainingsart	Muskelgruppe und Ruhelänge der Muskeln	Gesamtanzahl Trainingsversuchsreihen Männer	Frauen	Anzahl Trainingsversuchsreihen mit Kraftzunahme Männer	Frauen	ohne Kraftzunahme Männer	Frauen
1.	I	Armbeuger kurz	10	6	9	5	1	1
		lang	11	6	10	6	1	–
		Armstrecker kurz	11	6	10	5	1	1
		lang	11	6	11	5	–	1
		Pronatoren kurz	10	6	10	6	–	–
		lang	12	6	11	2	1	4
		Supinatoren kurz	12	6	9	2	3	4
		lang	10	6	10	4	–	2
		Summe	87	48	80	35	7	13
			135		115		20	
2.	I	Armbeuger mittel	21	12	6	3	15	9
		Armstrecker mittel	22	12	7	3	15	9
		Pronatoren mittel	22	12	14	7	8	5
		Supinatoren mittel	22	12	11	2	11	10
		Summe	87	48	38	15	49	33
			135		53		82	
3.	I	Armbeuger kurz	11	6	3	–	8	6
		lang	11	6	4	1	7	5
		Armstrecker kurz	11	6	2	4	9	2
		lang	11	6	2	2	9	4
		Pronatoren kurz	12	6	8	1	4	5
		lang	8	6	8	4	–	2
		Supinatoren kurz	9	6	5	3	4	3
		lang	12	6	5	2	7	4
		Summe	85	48	37	17	48	31
			133		54		79	
4.	VI	Armbeuger mittel	19	12	11	8	8	4
		Armstrecker mittel	20	12	14	5	6	7
		Pronatoren mittel	18	11	12	5	6	6
		Supinatoren mittel	20	11	12	6	8	5
		Summe	77	46	49	24	28	22
			123		73		50	
5.	II	Armbeuger mittel	15	12	8	7	7	5
		Armstrecker mittel	18	12	7	5	11	7
		Pronatoren mittel	12	11	6	6	6	5
		Supinatoren mittel	17	11	7	6	10	5
		Summe	62	46	28	24	34	22
			108		52		56	
		Insgesamt	398	236	232	115	166	121
			634		347		287	

Tab. 5 Prozentuale Anzahl der Trainingsversuchsreihen ohne Kraftzunahme, bezogen auf alle durchgeführten Trainingsversuchsreihen

Abschnitte in zeitlicher Folge	Insgesamt	Frauen	Männer	Ohne Kraftzunahme		Armbeuger	Armstrecker	Pronatoren	Supinatoren
				kurze Ruhelänge der Muskeln	lange Ruhelänge der Muskeln				
	%	%	%	%	%	%	%	%	%
1.	15	27	8	16	13	9	9	15	26
2.	61	69	56	61	58	73	71	38	62
3.	59	65	56			76	71	34	55
4.	41	48	36			39	41	41	42
5.	52	48	55			44	60	48	54

Tab. 6 Dauer der Trainingsversuchsreihen und Dauer der Bestimmung bzw. Kontrolle der Grenzkraft

Abschnitte in zeitlicher Folge	Dauer der Trainingsabschnitte Wochen	davon Bestimmung und Kontrolle der Grenzkraft Wochen
1.	10,1 ± 2,0	2,7 ± 1,1
2.	7,0 ± 2,7	2,4 ± 1,0
3.	4,9 ± 1,8	2,0 ± 0,5
4.	5,2 ± 2,0	2,1 ± 0,7
5.	3,8 ± 1,4	1,8 ± 0,6
Insgesamt	6,3 ± 3,0	2,3 ± 0,9

3.2 Wirkung des Trainings bei einer Ruhelänge auf die Grenzkraft bei anderen Ruhelängen

Die Untersuchung der Frage, wie sich ein Training bei einer Muskellänge auf die Grenzkraft bei der gleichen Länge und die in den beiden anderen Längen kontrollierten Kräfte auswirkt, und auch die Frage, ob die beim Training bei einer Länge erreichte Grenzkraft durch nachfolgendes Training bei den anderen beiden Längen erhöht werden kann, wurde in den Versuchsabschnitten 1–3 nach dem in Tab. 2 dargestellten Plan vorgenommen.

Aus den Trainingsreihen, die den Verlauf der Kraftzunahme für einzelne Personen und Muskeln verfolgten, geben wir die Daten für die ersten drei Versuchsabschnitte für einige typische Versuche im Detail wieder.

Die nachfolgenden fünf Abb. 8–12 zeigen als Abszisse die Anzahl der Versuchswochen, d. h. die Länge der drei ersten Versuchsabschnitte. Durch Verwendung von drei verschiedenen Symbolen und drei verschiedenen Stricharten ist zugleich erkennbar, ob im ersten Versuchsabschnitt bei kurzer oder langer Ruhelänge des Muskels das Training begonnen wurde. Jedes Diagramm enthält drei Kurven für die Maximalkräfte, die jeweils in den drei verschiedenen Muskellängen (kurz, mittel, lang) bestimmt wurden. Für jeden Versuchsabschnitt ist diejenige Muskellänge, die trainiert wurde, dick eingezeichnet, während die beiden übrigen Muskellängen, in denen die Kräfte in diesem Versuchsabschnitt vierzehntägig lediglich kontrolliert wurden, dünn eingezeichnet sind.

Das obere Diagramm der Abb. 8 zeigt die Ergebnisse der 19 Jahre alten weiblichen Versuchsperson Wie, bei der die Pronatoren des linken Unterarmes untersucht wurden. Im ersten Versuchsabschnitt wurde bei kurzer Ruhelänge des Muskels das Training begonnen. Nach etwa acht Wochen wurde die Grenzkraft für diese Ruhelänge erreicht, die über weitere 4 Wochen konstant blieb. Während dieser ersten 11 Versuchswochen stieg auch die Kraft bei langer und mittellanger Ruhelänge des Muskels gleichzeitig kontinuierlich an. Die nachfolgenden beiden Versuchsabschnitte zeigen jedoch, daß dabei noch nicht die Grenzkraft erreicht wurde, die beim Training in diesen Ruhelängen erreichbar ist. Die Grenzkraft des mittellangen Muskels wurde nach weiterem Training von 3 Wochen im zweiten Versuchsabschnitt erreicht. Auch hier wurde die Grenzkraft wiederum 4 Wochen lang verfolgt. Von der 11. bis zur 17. Versuchswoche nahm die Kraft des noch nicht trainierten langen Muskels weiterhin stetig zu. Jedoch war auch in diesem Falle die Grenzkraft des langen Muskels noch nicht erreicht. Ein Training bei dieser Ruhelänge im dritten Versuchsabschnitt zeigt noch eine weitere Kraftzunahme.

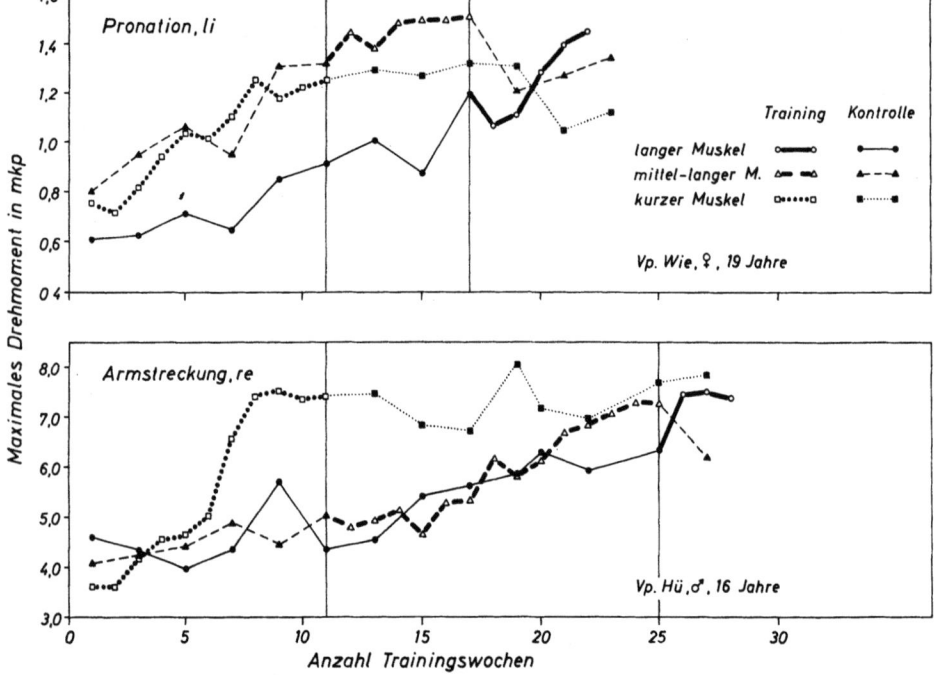

Abb. 8 Versuchsbeispiel 1: Zeitlicher Verlauf des maximalen Drehmomentes in drei Ruhelängen bei isometrischem Training in einer Ruhelänge

Die an diesem Beispiel gezeigten Befunde bestätigen sich grundsätzlich bei allen übrigen Beispielen, die in den Abb. 8–12 enthalten sind.

In allen Beispielen der Abb. 9 und 10 wurde das Training im ersten Versuchsabschnitt bei kurzer Ruhelänge des Muskels begonnen. Alle drei Beispiele zeigen jedoch hier über-

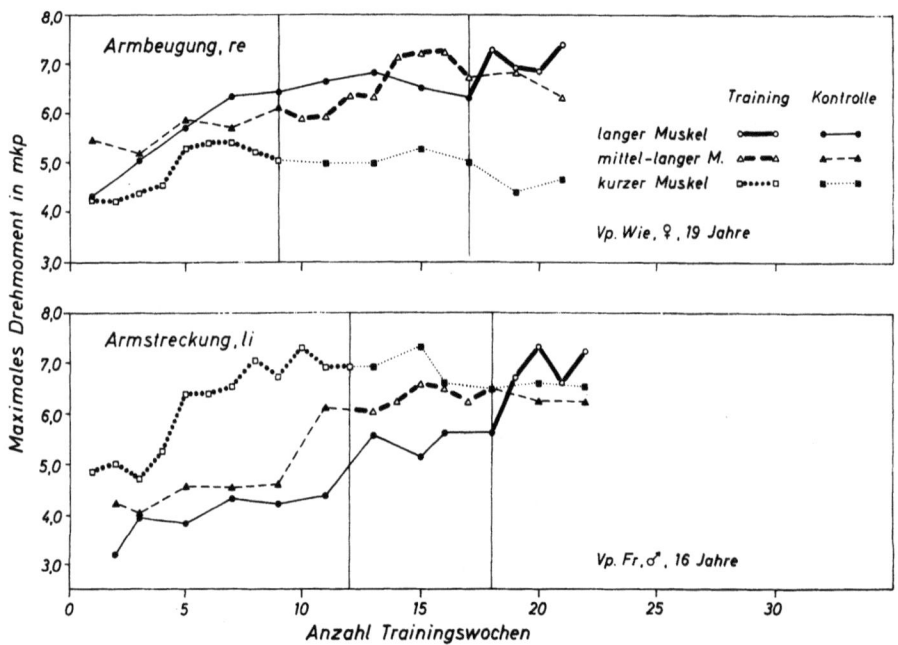

Abb. 9 Versuchsbeispiel 2: Zeitlicher Verlauf des maximalen Drehmomentes in drei Ruhelängen bei isometrischem Training in einer Ruhelänge

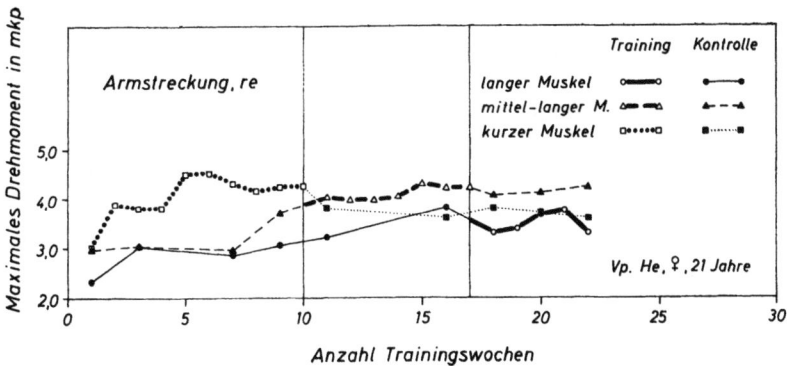

Abb. 10 Versuchsbeispiel 3: Zeitlicher Verlauf des maximalen Drehmomentes in drei Ruhelängen bei isometrischem Training in einer Ruhelänge

einstimmend, daß trotz eines bei mittlerer bzw. langer Ruhelänge des Muskels fortgesetzten Trainings im zweiten bzw. dritten Versuchsabschnitt die im ersten Versuchsabschnitt erreichte Grenzkraft bei kurzer Ruhelänge des Muskels nicht erhalten blieb, sondern im Laufe der weiteren Versuchswochen stetig langsam abnahm. Offenbar genügten die bei mittlerer und langer Ruhelänge des Muskels ausgeübten Trainingsreize im zweiten und dritten Versuchsabschnitt nicht mehr, um die Grenzkraft bei kurzer Ruhelänge des Muskels konstant zu halten.

Umgekehrt zeigen die vier Versuchsbeispiele der Abb. 11, daß eine im ersten Versuchsabschnitt erreichte Grenzkraft bei langer oder kurzer Ruhelänge des Muskels weiter zu-

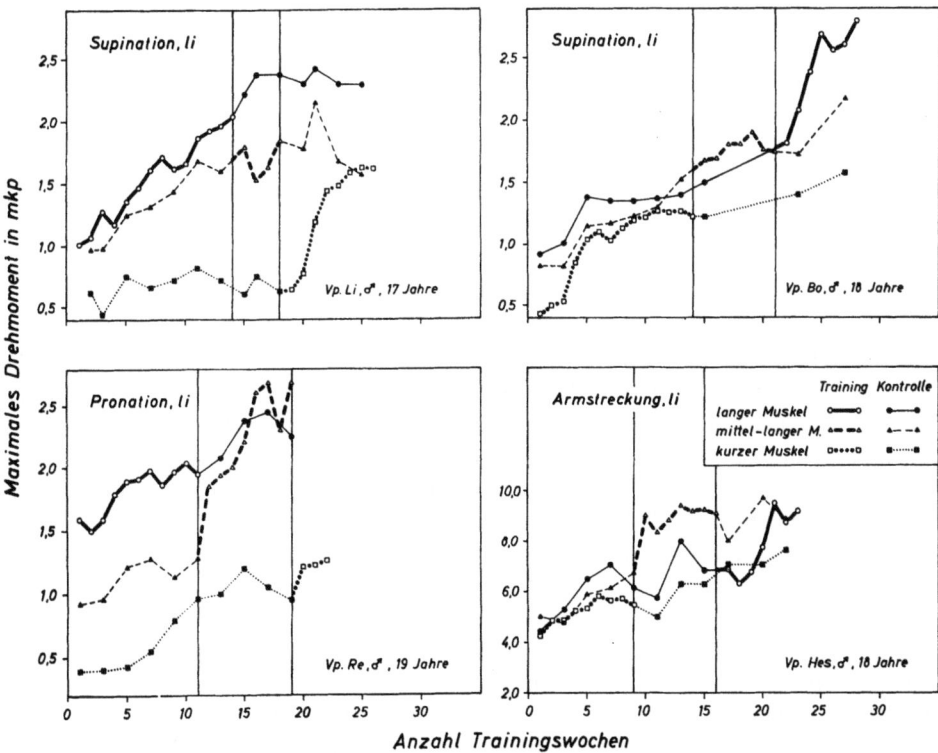

Abb. 11 Versuchsbeispiel 4: Zeitlicher Verlauf des maximalen Drehmomentes in drei Ruhelängen bei isometrischem Training in einer Ruhelänge

nehmen kann, wenn das Training in den nachfolgenden beiden Versuchsabschnitten bei einer anderen Ruhelänge fortgesetzt wird.

In Abb. 12 schließlich wurden solche Versuchsbeispiele ausgewählt, bei denen im ersten Versuchsabschnitt das Training bei kurzer Ruhelänge des Muskels zu keiner Kraftzunahme führt, weil die Grenzkraft für diese Trainingsart bereits erreicht war. Um diesen Befund zu sichern, wurde das Training im ersten Versuchsabschnitt 9 bzw. 10 Wochen lang durchgeführt. Obwohl die täglichen Trainingskontraktionen bei der kurzen Ruhelänge des Muskels keine kraftsteigernde Wirkung besaßen, nahm die Kraft bei mittlerer und langer Ruhelänge des Muskels stetig zu. Die Zunahme war jedoch nicht so stark, daß die Grenzkraft für diese Ruhelängen erreicht wurde. Das war erst in den beiden nachfolgenden Versuchsabschnitten der Fall.

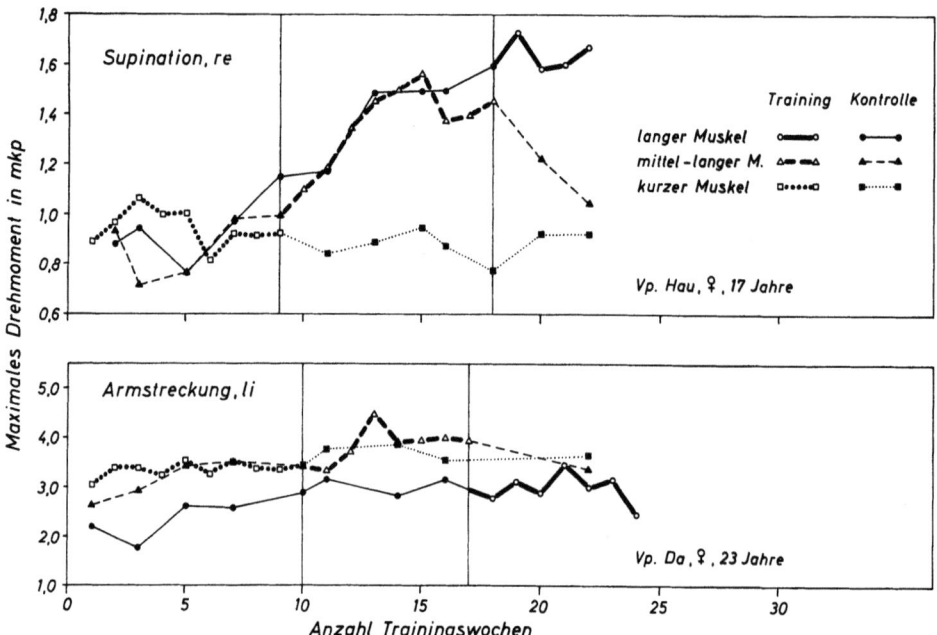

Abb. 12 Versuchsbeispiel 5: Zeitlicher Verlauf des maximalen Drehmomentes in drei Ruhelängen bei isometrischem Training in einer Ruhelänge

Die in den fünf Abb. 8–12 gezeigten Beispiele kennzeichnen zwar in typischer Weise die Wirkung des Trainings bei einer Ruhelänge auf die Grenzkraft bei den anderen Ruhelängen, jedoch sind keine allgemein gültigen Schlüsse aus diesen Beispielen abzuleiten. In Abb. 13 sind daher die Ergebnisse aller Versuche der drei ersten Versuchsabschnitte zusammengefaßt. Im oberen Feld stehen Versuchsreihen, in denen in der Folge kurz, mittel, lang, im unteren Feld Reihen, in denen in der Folge lang, mittel, kurz die Muskeln trainiert wurden. Für jede Muskelgruppe wurde die Zunahme der Relativkraft in drei Blöcken von je drei Stäben dargestellt. Der linke Block enthält die Ergebnisse des Versuchsabschnitts (VA) 1, der mittlere die von VA 2, der rechte die von VA 3. Jeder Block enthält in den drei ersten Stäben LMK bzw. KML die gleichzeitigen Ergebnisse eines Abschnittes für die drei Ruhelängen K = kurz, M = mittel, L = lang. Die stark umrandeten Stäbe kennzeichnen die Muskellänge, bei der trainiert wurde, im ersten Block also der linke Stab, im zweiten Block der mittlere, im dritten Block der rechte. Die mit einem Pfeil gekennzeichnete Stablänge ist die Ausgangskraft, die andere Länge die Grenzkraft. Die Zunahme bzw. Abnahme der Kraft während des Versuchsabschnittes ist aus der Schraffierung erkennbar. Aus der Lage von Pfeil und Schraffierung ist zu ersehen, ob die Kraft zu- oder abgenommen hat. In den stark umrandeten Längen, in denen trainiert wurde, wird jeweils die Grenzkraft = 100% Relativkraft erreicht. Die beiden im gleichen Block enthaltenen anderen Stäbe der nicht trainierten Längen zeigen relative Ausgangs- und Endkräfte in Prozent der Grenzkraft der zugehörigen Länge.

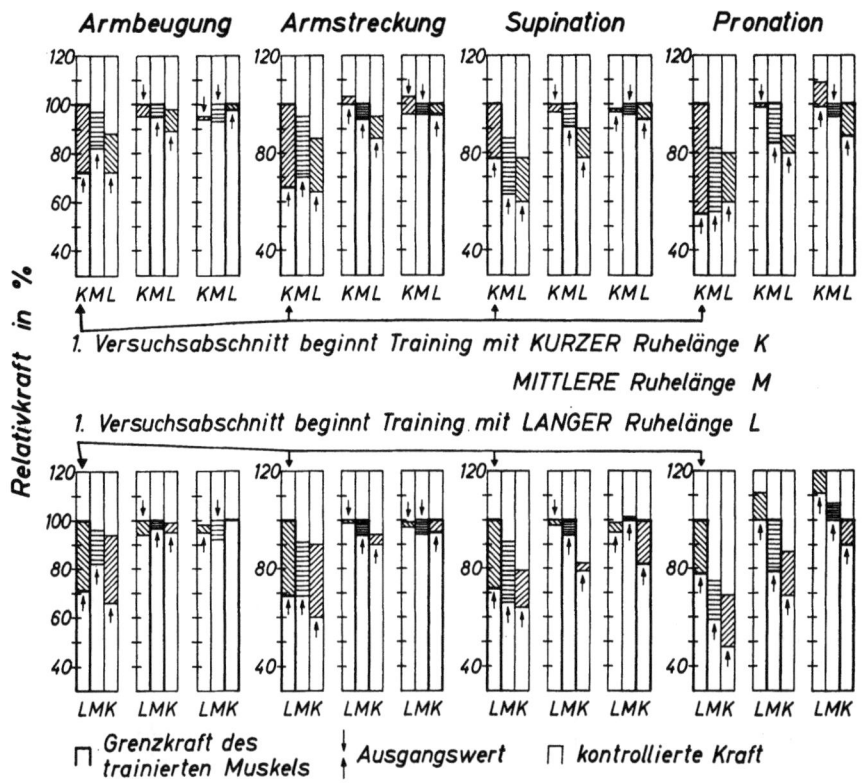

Abb. 13 Kraftzunahme durch isometrisches Training bei bestimmten Ruhelängen von vier Muskelgruppen

Versuchsbeispiel:

Armbeugung, obere Hälfte der Abb. 13, erstes Feld links. Reihenfolge KML bedeutet, daß im ersten Abschnitt bei kurzer, im zweiten bei mittlerer, im dritten bei langer Muskellänge trainiert wurde. Entsprechend ist im ersten Block der Stab K, im zweiten Block der Stab M, im dritten Block der Stab L dick umrandet. Die im ersten Abschnitt bei Training mit kurzer Ruhelänge gefundene Ausgangskraft betrug 72% der Grenzkraft (= 100%), die höchstens erreicht wurde. Die absoluten Kraftwerte bei mittlerer und langer Ruhelänge wurden notiert. Ihre Umrechnung in Prozentwerte der Grenzkraft konnte erst erfolgen, nachdem im zweiten und dritten Versuchsabschnitt bei mittlerer und langer Ruhelänge das Training ebenfalls bis zur Grenzkraft weitergeführt worden war.

Man sieht im ersten Feld links oben, daß durch Training bei kurzer Länge die Kraft in den anderen Längen erheblich mitwuchs, aber besonders bei langen Muskeln merklich unter der bei dieser Muskellänge erreichbaren Grenzkraft zurückblieb. Bei Fortsetzung des Trainings mit mittellangem Muskel im zweiten Versuchsabschnitt bis zum Erreichen der Grenzkraft wuchs die Kraft des langen Muskels bis dicht unter die für den langen Muskel erreichbare Grenzkraft, während die schon erreichte Grenzkraft des kurzen Muskels wieder zurückfiel. Im dritten Abschnitt schließlich, bei dem mit langem Muskel bis zum Erreichen der Grenzkraft trainiert wurde, nahm die Kraft bei kurzer und mittlerer Länge des Muskels ab.

Überschaut man die ganze Abb. 13 auf typisches Verhalten hin, so ergeben sich folgende Regeln:

1. In keinem Fall genügt das Training mit langen oder kurzen Muskeln bis zur Grenzkraft, um die Grenzkraft zugleich in den beiden anderen Muskellängen zu erreichen. Hier kann die Relativkraft unter der Grenzkraft zurückbleiben (z. B. 30% bei Pronation LMK).
2. Auch anschließendes zusätzliches Training bei mittlerer Länge läßt in der nicht trainierten kurzen bzw. langen Länge einen Grenzkraftrückstand zu (z. B. bis zu 18% bei Supination LMK). Trotzdem wächst in jedem Fall die Kraft des Muskels bei noch nicht trainierter Länge weiter.
3. Kraftzunahme durch Training bei einer Muskellänge schließt Kraftverlust bei einer anderen Länge nicht aus (z. B. 6% bei Armbeugung LMK).
4. Die bei einer Muskellänge erreichte Grenzkraft kann durch Training bei einer anderen Länge zunehmen (z. B. bis zu 20% bei Pronation LMK).

Das Verfahren, die Grenzkräfte jedes Abschnittes vor Training der folgenden festzulegen, wäre wahrscheinlich besser durch das auf S. 30 vorgeschlagene Verfahren zu er-

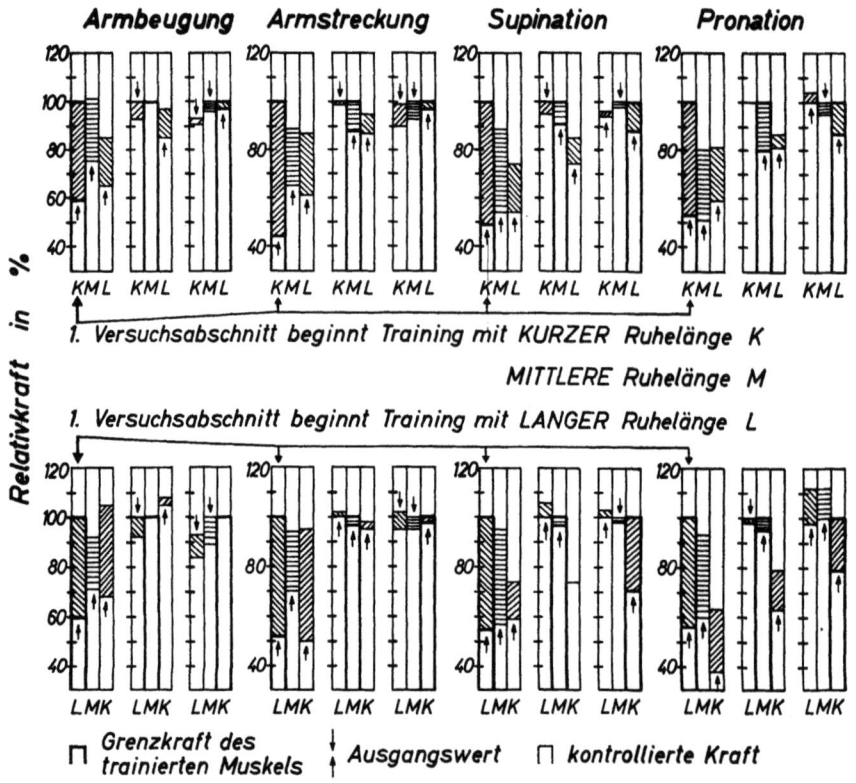

Abb. 14 Kraftzunahme durch isometrisches Training bei bestimmten Ruhelängen von vier Muskelgruppen (Trainingsbeginn mit Relativkräften zwischen 40 und 60%)

setzen, täglich bei jeder der Ruhelängen zu trainieren, bis alle drei Kräfte ihren Grenzwert erreicht haben. Die hier gezogenen Folgerungen würden sich jedoch dadurch nicht ändern. Man erhielte nur die wahre inhärente Grenzkraft als Funktion der Ruhelänge.
Abb. 13 brachte die gemittelten Werte aller Versuche. In den folgenden Abb. 14 und 15 wurden die Ergebnisse bei den zu Versuchsbeginn besonders kräftigen und besonders schwachen Muskeln herausgestellt. Abb. 14 enthält Versuche mit einer Anfangsrelativkraft zwischen 40 und 60%, Abb. 15 die mit einer Anfangsrelativkraft zwischen 81 und 100%.

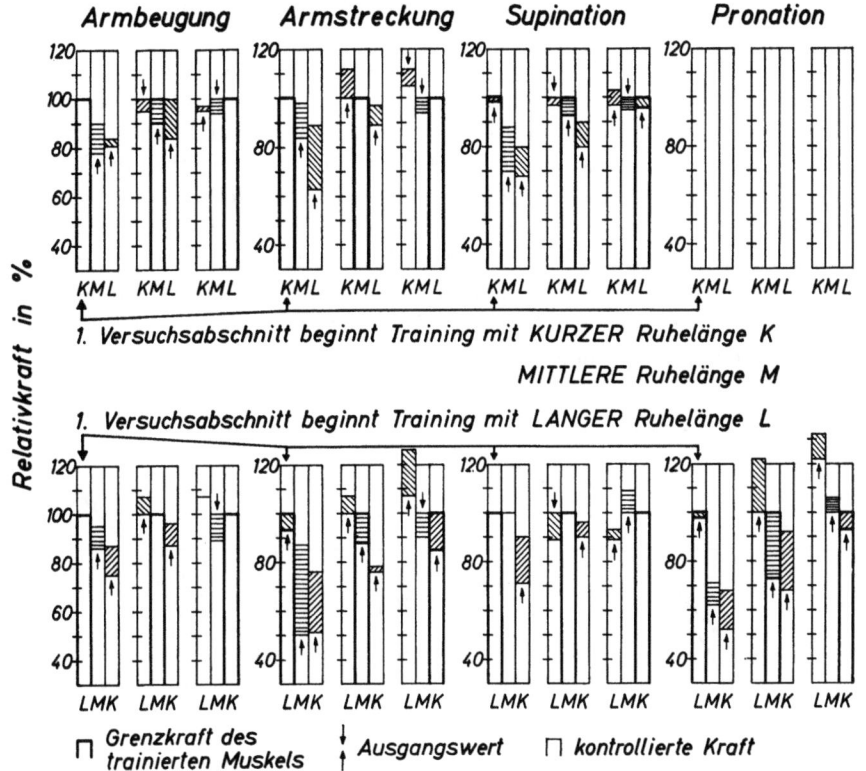

Abb. 15 Kraftzunahme durch isometrisches Training bei bestimmten Ruhelängen von vier Muskelgruppen (Trainingsbeginn mit Relativkräften zwischen 81 und 100%)

Abb. 15 enthält vier Fälle, in denen die Ausgangskraft schon auf der Höhe der Grenzkraft war, also keine weitere Kraftzunahme durch Training über mehrere Wochen möglich war. Trotzdem verhielt sich der Muskel genauso wie ein Muskel, der die Grenzkraft erst nach längerem Training erreicht hatte. Wenn die täglichen Kontraktionen auch bei der betreffenden trainierten Ruhelänge keine Wirkung hatten, führten sie doch zu einer Erhöhung der Kraft in den anderen beiden kontrollierten Längen, weil in diesen Längen die Grenzkraft noch nicht erreicht war. Training in anderen Längen führte zu Kraftzunahme in diesen Längen und auch in der eingangs schon von Anfang an nicht mehr trainierbaren Länge.

3.3 Abnahme der Momentangeschwindigkeit der Kraftzunahme im Verlauf des Trainings

Um den Verlauf der Kraftzunahme von der Anfangskraft bis zur Grenzkraft während des Trainings als Funktion der Relativkraft zu erhalten, wurde für jede (der auf Millimeterpapier gezeichneten) Trainingsversuchsreihe ausgemessen, wie viele Wochen die Zunahme der Relativkraft um jeweils 5% dauerte. Zu diesem Zweck bildeten wir von der Grenzkraft ausgehend folgende Relativkraftgruppen: von 95 bis 100%, von 90 bis 95%, von 85 bis 90%, von 80 bis 85% usw. Die Relativkraftgruppen reichten bis zur niedrigsten zu Trainingsbeginn gefundenen Relativkraft (in einem Fall bis zu 30%) herunter.

Abb. 16, die der Arbeit von ROHMERT und NEUHAUS entnommen ist, zeigt die graphische Auswertung aller Trainingsversuchsreihen des ersten Abschnittes. Die Abbildung enthält für jede der untersuchten Muskelgruppen ein Diagramm. In Ordinatenrichtung jedes Diagrammes ist die Relativkraft aufgetragen; die Abszisse enthält die für den Anstieg der Relativkraft auf die Grenzkraft erforderlichen Wochen. Die Skala der Abszissenachse ist von rechts nach links zu lesen; der Koordinatenanfangspunkt »0 Wochen« jedes Diagrammes liegt ganz rechts auf der Abszissenachse. Jedes Diagramm enthält zwei Kurven. Die durchgezeichneten Kurven gelten für die Gelenkstellungen mit den jeweils kurzen Ruhelängen der Muskeln, die gestrichelten Kurven für die Gelenkstellungen mit den jeweils langen Ruhelängen der Muskeln.

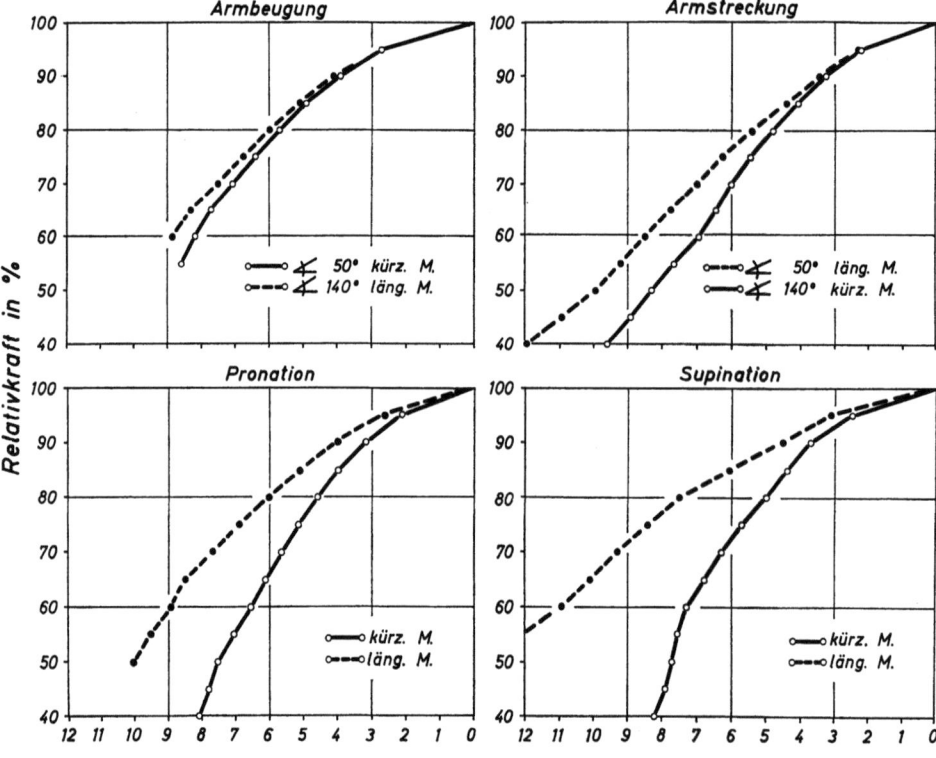

Abb. 16 Zunahme der Relativkraft bis zur Grenzkraft bei Training I (eine tägliche Maximalkontraktion von 1 sec) für vier Muskelgruppen und zwei Muskellängen: Werte des Versuchsabschnittes 1

Alle Kurven der Abbildungen weisen den gleichen typischen Verlauf auf. Mit zunehmender Relativkraft wird die Kraftzunahme immer geringer und geht im Bereich der Grenzkraft gegen Null. Die Abbildung zeigt als weiteren wesentlichen Befund, daß mit kurzen Muskeln rascher trainiert wird als mit langen. Für jede Muskelgruppe ist die Zunahme der Relativkraft bis zur Grenzkraft bei isometrischem Training in Gelenkstellungen mit kurzer Ruhelänge der Muskeln stärker als bei Training in Gelenkstellungen mit langer Ruhelänge der Muskeln. Die Unterschiede zwischen den beiden untersuchten Muskellängen sind bei den Pronatoren und Supinatoren größer als bei den Armbeugern und Armstreckern.

Dieses Ergebnis der Versuche von ROHMERT und NEUHAUS zeigte klar, daß der kürzere Muskel rascher zu trainieren ist. Die in der vorliegenden Arbeit gewonnenen Resultate erlauben es, bei den gleichen Versuchspersonen und Muskelgruppen zu prüfen, ob dieser Unterschied bestehen bleibt, wenn die Muskeln nach Training bei kurzer Länge in der mittleren und anschließend langen Länge bis zur Grenzkraft trainiert wurden, oder umgekehrt, wenn die Werte also nicht Abschnitt 1, sondern Abschnitt 3 entnommen werden.

Aus Abb. 17 ist zu ersehen, daß auch nach Training in anderen Längen die Unterschiede der Muskelwachstumsgeschwindigkeit bei kurzer und langer Ruhelänge nicht verschwinden. Sie scheinen nur etwas geringer zu werden.

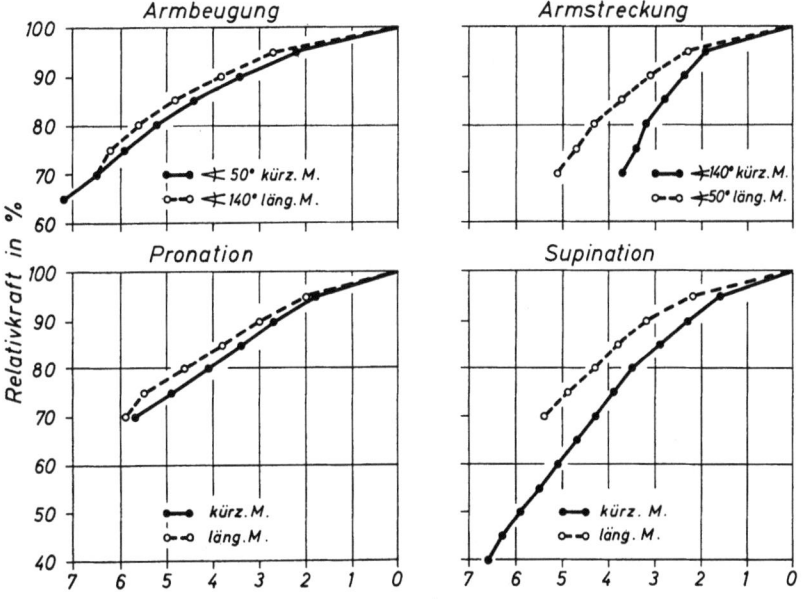

Abb. 17 Zunahme der Relativkraft bis zur Grenzkraft bei Training I (eine tägliche Maximalkontraktion von 1 sec) für vier Muskelgruppen und zwei Muskellängen: Werte des Versuchsabschnittes 3

Im übrigen zeigen die Kurven der Abbildung, daß ähnlich wie die Grenzkraft die Geschwindigkeit der Kraftzunahme bei Training in der einen Länge bei der anderen Länge teils mitgezogen, teils unbeeinflußt bleibt, teils auch gegensinnig verläuft.

3.4 Wirkungen der Veränderung der Trainingsart auf die Grenzkraft

Die Auswertung des Trainingsverlaufs in den Versuchsabschnitten 2, 4 und 5 in der Art, wie eingangs des vorhergehenden Kapitels beschrieben, ergab die beiden Abb. 18 und 19.

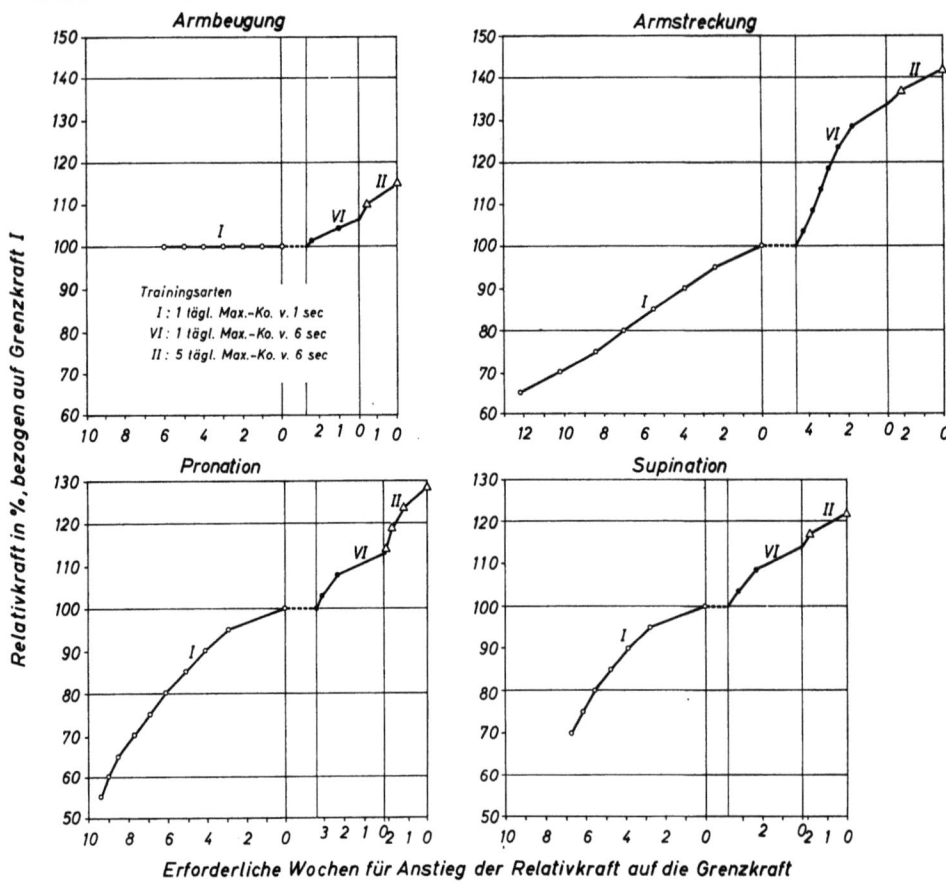

Abb. 18 Zunahme der Relativkraft bei drei verschiedenen Trainingsarten und vier verschiedenen Muskelgruppen (bei mittlerer Ruhelänge der Muskeln), bezogen auf die Grenzkraft bei Training I (MW aller Vpn)

Abb. 18 zeigt, daß bei jeder Muskelgruppe durch die Verstärkung des Trainingsreizes sowohl durch Verlängerung der Kontraktionsdauer wie durch größere Trainingshäufigkeit die Grenzkraft, bezogen auf die Grenzkraft für Trainingsart I, heraufzusetzen ist. Die Zunahme der Kontraktionsdauer erhöht die Grenzkraft um 10–35%, die der Kontraktionshäufigkeit um weitere 10–20% der Grenzkraft für Trainingsart I. Dabei ist zu berücksichtigen, daß zwischen Versuchsabschnitt 2 mit Trainingsart I und Abschnitt 4 mit Trainingsart VI der Abschnitt 3 lag, in dem ein Training entweder mit langer oder mit kurzer Länge erfolgte, dessen Wirkungen auf die mittlere Ruhelänge in Abb. 20 zu finden sind. Diese Wirkungen sind in der Regel negativ, die Grenzkrafterhöhung in Abschnitt 4 also wahrscheinlich noch etwas größer als in Abb. 18 dargestellt. Die Verstärkung des Trainingsreizes durch größere Trainingshäufigkeit, die in Abb. 19 gesondert wiedergegeben wurde, ist frei von dieser Einschränkung. Bezogen auf die Grenzkraft der Trainingsart VI = 100% beträgt die Grenzkraftzunahme in diesem Fall etwa 15–20%.

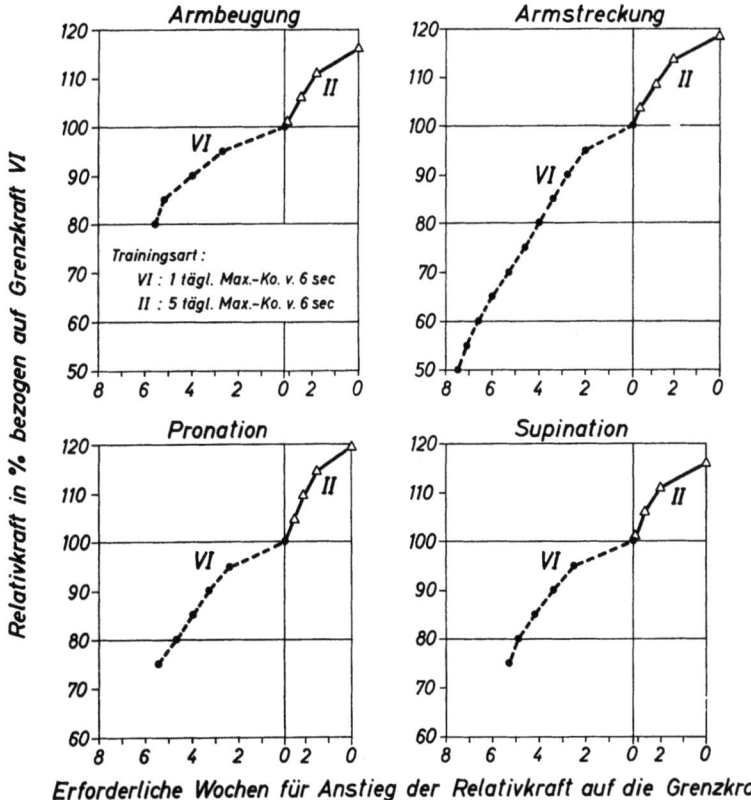

Abb. 19 Zunahme der Relativkraft bei zwei verschiedenen Trainingsarten und vier verschiedenen Muskelgruppen (bei mittlerer Ruhelänge der Muskeln), bezogen auf die Grenzkraft bei Training VI

3.5 Wirkungen der Veränderung der Trainingsart auf die Geschwindigkeit der Kraftzunahme

Wertet man die in den Versuchsabschnitten 2, 4 und 5 gewonnenen Trainingsverlaufskurven nach der zu Beginn von Kapitel 2 beschriebenen Methode aus, so erhält man Abb. 20. Unabhängig von der Muskelgruppe verläuft in jedem Fall die Kraftzunahme mit Trainingsart II steiler als mit Trainingsart I. Trainingskurven mit Trainingsart VI verlaufen bei Pronation und Supination dazwischen. Bei diesen Muskelgruppen wächst also die Steilheit der Kraftverlaufskurven mit der Stärke des Trainingsreizes.
Bei der Beugung fehlt ein Unterschied zwischen Trainingsart I und Trainingsart VI während bei der Armstreckung Trainingsart VI dicht bei Trainingsart II liegt.
Zeichnet man die Trainingsverlaufskurven der vier Muskelgruppen für jede der drei Trainingsarten getrennt (Abb. 21), so fällt auf, daß ein spezifischer Einfluß der Muskelgruppe fehlt, vermutlich, weil alle Muskelgruppen in diesen Versuchsabschnitten bei relativ gleicher mittlerer Muskellänge trainiert wurden. Aus diesem Grunde wurden in Abb. 22 die Verlaufskurven der Muskelgruppen für jede der drei Trainingsreize gemittelt. Der Teil der Kurven unterhalb einer Relativkraft von 80% wurde dabei weggelassen, weil sich die Meßwerte dieses Teils nur auf wenige Einzelwerte stützen. Bei dieser Darstellung ordnen sich die drei Kurven eindeutig nach der Stärke des Trainingsreizes. Die Geschwindigkeit der Kraftzunahme ist am größten, wenn mit fünf täglichen

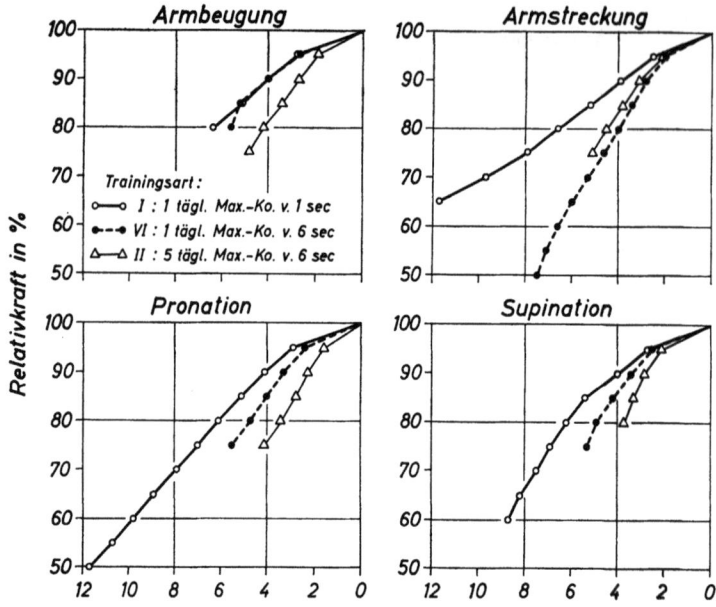

Abb. 20 Zunahme der Relativkraft bis zur jeweiligen Grenzkraft bei drei verschiedenen Trainingsarten für vier verschiedene Muskelgruppen (bei mittlerer Ruhelänge der Muskeln)

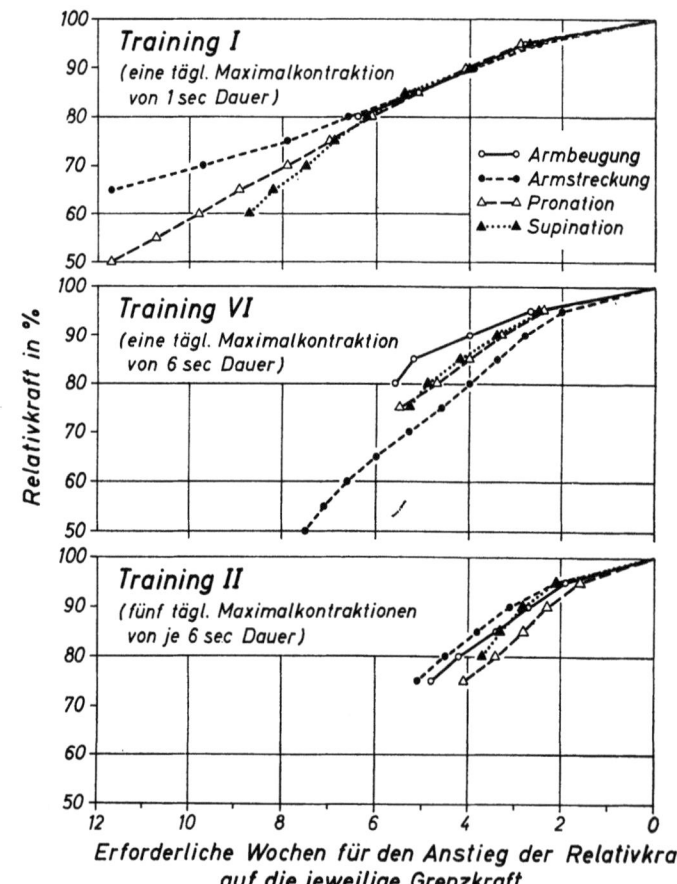

Abb. 21 Zunahme der Relativkraft bis zur jeweiligen Grenzkraft bei drei verschiedenen Trainingsarten für vier verschiedene Muskelgruppen (und mittlere Ruhelänge der Muskeln)

Maximalkontraktionen von je 6 sec Dauer trainiert wird. Die geringste Wachstumsgeschwindigkeit wird erzielt, wenn nur mit einer täglichen Maximalkontraktion von 1 sec Dauer trainiert wird. Für ein Training mit einer täglichen Maximalkontraktion von 6 sec Dauer liegt die Kraftverlaufskurve zwischen den beiden extremen Kurven.

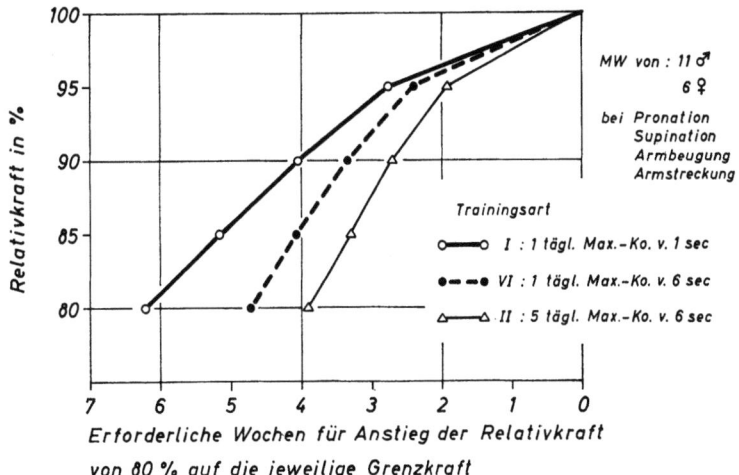

Abb. 22 Vergleich der Geschwindigkeit der Kraftzunahme bei drei verschiedenen Trainingsarten

4. Diskussion

4.1 Einfluß der Ruhelänge des Muskels

Der auf S. 22 unter 1.–4. ausführlich beschriebene Einfluß der Ruhelänge, bei der das Training erfolgte, auf die bei anderen Ruhelängen kontrollierten Maximalkräfte (evtl. auch Grenzkräfte) sowie auf die auf S. 24 ff. wiedergegebene Geschwindigkeit der Kraftzunahme zwingt dazu, anatomisch ausgewählte und genannte Muskelgruppen trainingsphysiologisch nicht mehr als Einheiten zu behandeln. In der Tat sind sie das ja auch weder anatomisch noch funktionell. Ganz abgesehen davon sind in der Regel bei den untersuchten vier Muskelfunktionen (Armbeugen, Armstrecken, Pronation und Supination) bei verschiedener Ruhelänge nicht nur verschiedene Partien eines Muskels, sondern verschiedene Muskeln mit unterschiedlicher Beteiligung am ausgeübten Gesamtdrehmoment im Spiel. Wäre man in der Lage, die absoluten Kräfte der Einzelfaser der bei einer maximalen Muskelkontraktion beteiligten Muskeln zu messen, so würde man wahrscheinlich alle Zustände von maximaler bis zu wenigen Prozent der maximalen Kraft bei den betroffenen Einzelfasern antreffen. Die Fasern haben verschiedene Ruhelängen und damit bei gleicher Innervationsstärke niedrigere Spannungen, wenn sie sich bei kürzerer Ruhelänge kontrahieren. Sie ziehen zudem an verschieden günstigen Hebelarmen (gefiederte Muskeln, Schräganstatz, Unterschiede der Vektoren innerer und äußerer Fasern bauchiger Muskeln). Schließlich ist ja bei einer geübten Muskelaktion das Innervationsmuster, das jede willkürliche Kontraktion auslöst, ökonomisch so abgestuft, daß die kraftgünstigen Muskeln und Muskelpartien die größere Innervationsfrequenz und dadurch bedingt die größere Spannung erhalten.

Führen diese Faktoren schon bei isometrischen Kontraktionen zu einem außerordentlich mannigfaltigen Bild der Verteilung der Kraft der beteiligten Muskelgruppe auf die Einzelfasern, so wird bei dynamischen Kontraktionen durch die Änderung der Länge und der Beteiligung von Trägheitskräften der Verlauf des Geschehens noch komplexer.

Aus alldem folgt, daß die Kraft der Einzelfasern, trotz konstantem Drehmoment der Beugung oder Streckung, bei verschiedenen Gelenkwinkeln außerordentlich verschieden sein kann und demzufolge auch der Trainingsreiz der Einzelfaser mit der Ruhelänge variieren muß. Immer werden sich Fasern finden, die bei der einen oder anderen Gelenkstellung keine oder geringere Trainingsreize erfahren, als der Durchschnitt der Muskelfasern.

So muß Training bei einer bestimmten Ruhelänge des Muskels notwendig zu dem Ergebnis führen, daß die Kraft bei anderen Längen nicht so stark zunimmt wie durch direktes Training in diesen anderen Längen. Man kann die Erscheinung, daß Training bei der einen Länge die Kräfte bei den anderen Längen mitwachsen läßt, als »Ausbreitungseffekt« bezeichnen und dessen Größe quantifizieren. Man findet dann im Mittel aller unserer Versuche, daß der Ausbreitungseffekt um so größer ist, je geringer die Relativkraft, je stärker also die Atrophie der Muskeln ist. Bei 50% Ausgangsrelativkraft erhöht Training bei langer (bzw. kurzer) Ruhelänge bis zur Grenzkraft die Relativkraft bei mittlerer und kurzer (bzw. langer) Länge um etwa 30%.

Für den Ausbreitungseffekt ergab sich kein signifikanter Unterschied, wenn im ersten Abschnitt bei langer oder kurzer Ruhelänge trainiert wurde.

Trainiert man einen Muskel, der die Grenzkraft im ersten Abschnitt bei kurzer bzw. langer Länge bereits erreicht hat, so erhöht sich die Kraft bei den anderen Längen immer noch um ca. 10–15%. Daraus kann man schließen, daß die Grenzkraft im ersten Abschnitt vor dem Training durch Trainingsreize erreicht wurde, die kleiner als die Reize der Trainingsart I waren.

Trainiert man, wie in unseren Versuchen, nacheinander bei einer Muskellänge nach der anderen bis zur Grenzkraft, so läuft man Gefahr, daß die in vorhergehenden Abschnitten erreichten Kräfte wieder verlorengehen, bis im dritten Abschnitt das Training beendet ist. Um gleichzeitig in allen Längen die Grenzkraft zu erhalten, muß also täglich bei allen Längen trainiert werden.

ROHMERT und NEUHAUS haben gezeigt, daß die Geschwindigkeit der Kraftzunahme bei kurzer Ruhelänge der Muskeln größer ist als bei langer. Dieser Befund wird durch die vorliegenden Versuche bestätigt. Im Sinne der von MÜLLER und ROHMERT (1963) aufgestellten Theorie, daß das Überschreiten einer bestimmten Kraft in den elastischen Elementen des Muskels Dehnungsrückstände hinterläßt, die als Trainingsreiz wirken, müßten diese Rückstände nach Training in kürzerer Ruhelänge größer sein. Aus unseren derzeitigen Kenntnissen des Verhaltens der Elastizität der Muskelfasern bei Verkürzung in verschiedenen Ausgangslängen ist dieses Verhalten nicht schlüssig nachzuweisen.

4.2 Einfluß der Trainingsarten

Ein erster Versuch, die Wirkung verschiedener Trainingsarten auf die Grenzkraft und Geschwindigkeit der Muskelkraftzunahme mit Hilfe von Trainingsversuchen bis zur Grenzkraft zu klären, erfolgte 1963 in der Arbeit von MÜLLER und ROHMERT. Schon damals wurde nachgewiesen, daß nach Erreichen der Grenzkraft die Trainingsart I durch Verlängerung der Kontraktionsdauer von 1 sec auf 6 sec und gleichzeitige Erhöhung der Trainingshäufigkeit von einer Kontraktion pro Tag auf fünf bis zehn Kontraktionen pro Tag die Grenzkraft weiter erhöht werden konnte. Aus ihren Ergebnissen leiten die Autoren gleichzeitig ab, daß durch submaximale Trainingskontraktionen die Geschwindigkeit der Kraftzunahme bis zur Grenzkraft verlangsamt wurde.

In der vorliegenden Arbeit wurde bewiesen, daß schon durch die Verlängerung der Dauer einer täglichen Kontraktion von 1 auf 6 sec allein sowohl eine Erhöhung der Grenzkraft als auch eine Steigerung der Geschwindigkeit der Zunahme der Muskelkraft erreicht wird, daß aber auch häufigere tägliche Kontraktionen von 6 sec Dauer größere Grenzkräfte und Geschwindigkeiten der Maximalkraftzunahme zeitigen. Diese Effekte wurden nur nach einem vorhergegangenen Training bis zur Grenzkraft in drei verschiedenen Ruhelängen mit Training I bestimmt. Die dabei gefundenen Erhöhungen der Grenzkraft sind daher vielleicht durch das vorhergegangene Training beeinflußt.

4.3 Wechselwirkung von Ruhelänge und Trainingsart

Im ganzen gesehen besteht natürlich eine gegenseitige Beeinflussung der Wirkung von Ruhelänge und Trainingsart auf das Trainingsresultat. In jedem Endresultat eines Trainingsversuches können noch unausgeschöpfte Reserven der Trainierbarkeit stecken:

1. Dadurch, daß Faserpartien vom Training nicht erfaßt sind, weil sie bei den Längen, in denen trainiert wurde, aus muskelmechanischen Gründen nicht genügend gereizt wurden;
2. dadurch, daß Faserpartien nicht mit der wirksamsten Trainingsart trainiert wurden.

Es bleibt die Frage offen, ob die Wirkungen auf die Kraftzunahme, die nach Abb. 16 von der Muskelruhelänge, nach Abb. 22 vom Trainingsreiz abhingen, sich gegenseitig beeinflussen.

So kann auch die Frage nicht entschieden werden, ob es eine absolute Grenzkraft und eine höchste Geschwindigkeit der Kraftzunahme gibt und auf welche Art diese zu erreichen sind. Nach BANISTER soll es möglich sein, durch exzentrische Kontraktionen einen noch stärkeren Reiz zu setzen.

4.4 Geschlechts- und muskelspezifische Einflüsse

In voraufgegangenen Studien (MÜLLER und ROHMERT, KIRSTEN, ROHMERT und NEUHAUS, ROHMERT und PREISING) war niemals ein Einfluß des Geschlechtes oder der Muskelgruppe auf den Trainingsverlauf und auf die Höhe der Grenzkraft nachzuweisen. Auch die Prüfung der vorliegenden Daten bestätigt diese Ergebnisse. Abb. 23 demonstriert, daß das Geschlecht der Vpn keinen wesentlichen Einfluß auf die Abnahme der Geschwindigkeit der Kraftzunahme im Verlauf des Trainings zu haben scheint. Offensichtlich trainierten Frauen nur unbedeutend rascher als Männer.

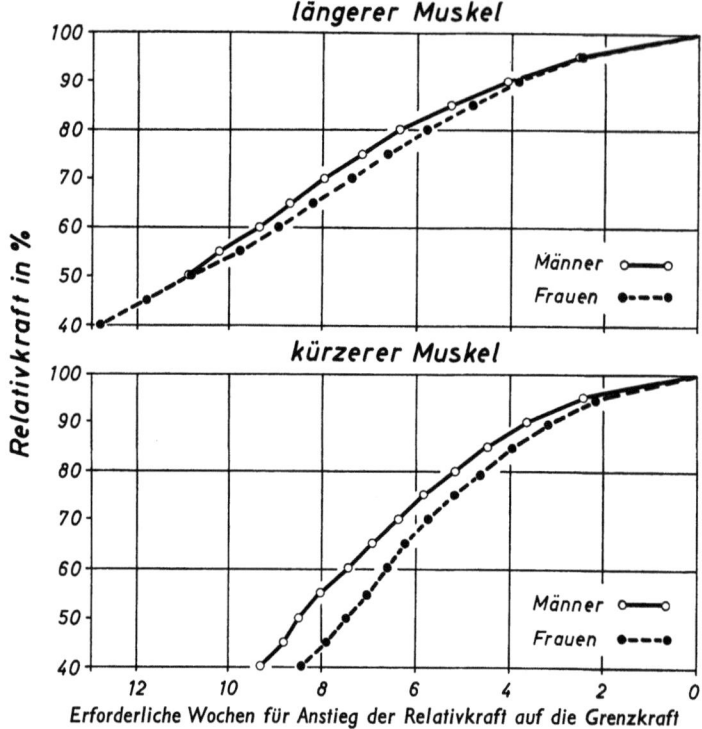

Abb. 23 Zunahme der Relativkraft bis zur Grenzkraft bei Training I (eine tägliche Maximalkontraktion von 1 sec) für zwei Muskellängen bei Männern und Frauen

5. Zusammenfassung

Isometrisches Training eines Muskels bei einer bestimmten Ruhelänge bis zur Grenzkraft erhöht auch die Kraft bei allen anderen Längen, und zwar um so mehr, je atrophischer der Muskel ist (d. h. je geringer die Ausgangsrelativkraft ist); durch diesen Ausbreitungseffekt des Trainings längs des Muskels lassen sich jedoch nie so hohe Kräfte erreichen, wie durch unmittelbares Training bei diesen anderen Längen.
Hatte Training eines Muskels bei einer Länge keinen Erfolg, weil die Grenzkraft schon erreicht war, so kann trotzdem die Kraft bei den anderen Längen um 10–15% zunehmen. Training bei einer Länge mit Erfolg kann jedoch unter Umständen Kraftverluste bei anderen Längen nicht verhindern.
Dieser Einfluß der Ruhelänge bedeutet, daß, wohl infolge der anatomisch und funktionell bei veränderter Ruhelänge verschiedenen Anordnung der Muskelfasern, diese unterschiedlich angespannt und trainiert werden.
Auch die Geschwindigkeit der Kraftzunahme hängt von der Ruhelänge ab. Sie ist für kürzere Ruhelängen größer als für längere.
Bei isometrischem Training mit Maximalkontraktionen kann Verstärkung des Trainingsreizes durch Verlängerung der Dauer einer täglichen Kontraktion von 1 auf 6 sec wie durch Vermehrung der täglichen Kontraktionen von 6 sec von einer auf fünf Kontraktionen die Grenzkraft heraufsetzen und die Geschwindigkeit der Kraftzunahme erhöhen.

Um ein Höchstmaß von Muskelkraft bei einer bestimmten Muskellänge zu erreichen, ist auch bei anderen Muskellängen täglich zu trainieren.

Bei gleicher relativer Muskellänge hatten weder das Geschlecht noch die Muskelgruppe einen Einfluß auf die Trainingswirkung.

6. Literaturverzeichnis

BANISTER, E. W., Physiological principles applied to a method of strength training (im Erscheinen).

DE LORME, TH. L., und A. L., WATKINS, Progressive Resistance Exercise. Appleton-Century-Crofts, Inc. New York (1953).

HETTINGER, TH., Isometrisches Muskeltraining. Georg Thieme Verlag, Stuttgart (1964).

KIRSTEN, G., Der Einfluß isometrischen Muskeltrainings auf die Entwicklung der Muskelkraft Jugendlicher. Int. Z. angew. Physiol. einschl. Arbeitsphysiol. 19, 387–402 (1963).

MÜLLER, E. A., und W. ROHMERT, Die Geschwindigkeit der Muskelkraftzunahme bei isometrischem Training. Int. Z. angew. Physiol. einschl. Arbeitsphysiol. 19, 403–419 (1963).

ROHMERT, W., Ermittlung von Erholungspausen für statische Arbeit des Menschen. Int. Z. angew. Physiol. einschl. Arbeitsphysiol. 18, 123–164 (1959).

ROHMERT, W., Untersuchung statischer Haltearbeiten in 8stündigen Arbeitsversuchen. Int. Z. angew. Physiol. einschl. Arbeitsphysiol. 19, 35–55 (1961).

ROHMERT, W., und H. NEUHAUS, Der Einfluß verschiedener Ruhelänge des Muskels auf die Geschwindigkeit der Kraftzunahme durch isometrisches Training. Int. Z. angew. Physiol. einschl. Arbeitsphysiol. 20, 498–514 (1965).

ROHMERT, W., und M. PREISING, Rechts–Links-Vergleich bei isometrischem Armmuskeltraining mit verschiedenem Trainingsreiz. Sportarzt und Sportmedizin (im Erscheinen).

Forschungsberichte des Landes Nordrhein-Westfalen

Herausgegeben im Auftrage des Ministerpräsidenten Heinz Kühn
von Staatssekretär Professor Dr. h. c. Dr. E. h. Leo Brandt

Sachgruppenverzeichnis

Acetylen · Schweißtechnik
Acetylene · Welding gracitice
Acétylène · Technique du soudage
Acetileno · Técnica de la soldadura
Ацетилен и техника сварки

Arbeitswissenschaft
Labor science
Science du travail
Trabajo científico
Вопросы трудового процесса

Bau · Steine · Erden
Constructure · Construction material ·
Soil research
Construction · Matériaux de construction ·
Recherche souterraine
La construcción · Materiales de construcción ·
Reconocimiento del suelo
Строительство и строительные материалы

Bergbau
Mining
Exploitation des mines
Minería
Горное дело

Biologie
Biology
Biologie
Biologia
Биология

Chemie
Chemistry
Chimie
Quimica
Химия

Druck · Farbe · Papier · Photographie
Printing · Color · Paper · Photography
Imprimerie · Couleur · Papier · Photographie
Artes gráficas · Color · Papel · Fotografía
Типография · Краски · Бумага · Фотография

Eisenverarbeitende Industrie
Metal working industry
Industrie du fer
Industria del hierro
Металлообрабатывающая промышленность

Elektrotechnik · Optik
Electrotechnology · Optics
Electrotechnique · Optique
Electrotécnica · Optica
Электротехника и оптика

Energiewirtschaft
Power economy
Energie
Energía
Энергетическое хозяйство

Fahrzeugbau · Gasmotoren
Vehicle construction · Engines
Construction de véhicules · Moteurs
Construcción de vehículos · Motores
Производство транспортных · Средств

Fertigung
Fabrication
Fabrication
Fabricación
Производство

Funktechnik · Astronomie
Radio engineering · Astronomy
Radiotechnique · Astronomie
Radiotécnica · Astronomía
Радиотехника и астрономия

Gaswirtschaft
Gas economy
Gaz
Gas
Газовое хозяйство

Holzbearbeitung
Wood working
Travail du bois
Trabajo de la madera
Деревообработка

Hüttenwesen · Werkstoffkunde
Metallurgy · Materials research
Métallurgie · Materiaux
Metalurgia · Materiales
Металлургия и материаловедение

Kunststoffe
Plastics
Plastiques
Plásticos
Пластмассы

Luftfahrt · Flugwissenschaft
Aeronautics · Aviation
Aéronautique · Aviation
Aeronáutica · Aviación
Авиация

Luftreinhaltung
Air-cleaning
Purification de l'air
Purificación del aire
Очищение воздуха

Maschinenbau
Machinery
Construction mécanique
Construcción de máquinas
Машиностроительство

Mathematik
Mathematics
Mathématiques
Mathemáticas
Математика

Medizin · Pharmakologie
Medicine · Pharmacology
Médecine · Pharmacologie
Medicina · Farmacología
Медицина и фармакология

NE-Metalle
Non-ferrous meta
Metal non ferreux
Metal no ferroso
Цветные металлы

Physik
Physics
Physique
Física
Физика

Rationalisierung
Rationalizing
Rationalisation
Racionalización
Рационализация

Schall · Ultraschall
Sound · Ultrasonics
Son · Ultra-son
Sonido · Ultrasónico
Звук и ультразвук

Schiffahrt
Navigation
Navigation
Navegacion
Судоходство

Textilforschung
Textile research
Textiles
Textil
Вопросы текстильной промышленности

Turbinen
Turbines
Turbines
Turbinas
Турбины

Verkehr
Traffic
Trafic
Tráfico
Транспорт

Wirtschaftswissenschaften
Political economy
Economie politique
Ciencias económicas
Экономические науки

Einzelverzeichnis der Sachgruppen bitte anfordern

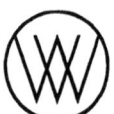

Springer Fachmedien Wiesbaden GmbH

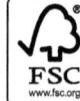

MIX
Papier aus verantwortungsvollen Quellen
Paper from responsible sources
FSC® C105338

If you have any concerns about our products,
you can contact us on
ProductSafety@springernature.com

In case Publisher is established outside the EU,
the EU authorized representative is:
**Springer Nature Customer Service Center GmbH
Europaplatz 3, 69115 Heidelberg, Germany**

Printed by Libri Plureos GmbH
in Hamburg, Germany